DVDブック

実践 ブッダの瞑想法

はじめてでもよく分かる
ヴィパッサナー瞑想入門

VIPASSANĀ BHĀVANĀ

地橋秀雄
Hideo Chihashi

春秋社

はじめに

私がヴィパッサナー瞑想の指導をさせていただいて十数年になります。どうしたらヴィパッサナー瞑想を正しく実践していただけるだろうか……と常に考えてきました。瞑想がうまくいかない原因はさまざまですが、なかでも基本をおろそかにされている場合が多く見受けられます。最初はきちんとできていたのに、いつのまにか角が取れて、いい加減になってしまう方も少なくありません。

このDVDブックの狙いは、ヴィパッサナー瞑想の基本を正確にマスターすることです。

ヴィパッサナー瞑想が正しく身につくと、実生活や仕事に驚くべき効果を発揮します。瞑想によって、人生の流れが大きく変わった方も大勢いらっしゃいます。

既刊の『ブッダの瞑想法』『人生の流れを変える　瞑想クイック・マニュアル』（いずれも春秋社刊）を読み、ヴィパッサナー瞑想の素晴らしさに共感して瞑想を始められたという方が毎月、瞑想会に参加されます。

講習をしてわかるのは、本を読んだだけで瞑想のやり方を完璧に体得するのは容易ではないということです。おおむねはできていても、厳密に、正確に実践しないと、瞑想の真の効果は現れにくいものです。ボールがバットに当たってはいても、ヒットになるかファウルチップになるかで大きくちがってしまうようにです。

たとえばカナヅチの人が、写真もイラストもない文字情報だけの本を読んで泳げるようになるでしょうか。難しいと思います。

瞑想の場合にも、スポーツや芸事と同じで、実際にやってみるときには、具体的な指導を直接受けるのが望ましいのです。そうは言っても、地方在住のため通えない、仕事の関係でスケジュール調整が難しい、などさまざまな理由から、瞑想会や講座に参加できない方々の声を多く耳にします。

そこで瞑想会での直接指導を、自宅でも受けられるようにと企画されたのが、このＤＶＤブックなのです。

ヴィパッサナー瞑想を実践しているスタッフが、数年前からこの企画を現実化するため、何度もシナリオを書き直し検討しながら進めてまいりました。

完成したＤＶＤの試写会に来られた方々は、

・映像による説明が非常にわかりやすく、瞑想会での実際の講習よりも理解しやすい。
・長年瞑想を実践しているモデルのお手本実技で信頼できる。
・ナレーションの解説が的確で聞きやすい。
・大事なポイントが字幕で強調されていて、瞑想実践の重要ポイントがスンナリと頭に入ってくる。

などの感想を寄せてくださいました。

瞑想会でインストラクターの私が説明するよりも、はるかに理解しやすく作られているのでおすすめいたします。

また、本書には、映像には盛り込めない詳細な瞑想解説と、瞑想の実践現場で誰もがぶつかる諸問題への解答が収められています。

ブッダの説かれたダンマ（法）は知的に理解することができますが、そのダンマを実践する現場は瞑想なのです。煩悩に汚れた状態から浄らかな状態へと、人の心が本当に変わっていけば、まったく新しい世界が出現してくるでしょう。それが、人生の苦しみをなくしていくブッダの方法なのです。

瞑想が正しく実践されれば、平穏で幸せな人生が開かれてくるでしょう。このDVDブックが少しでもそのお役に立てることが、製作にかかわった私たち全員の心からの願いです。

地橋秀雄

二〇〇八年秋

DVDブック

実践　ブッダの瞑想法——はじめてでもよく分かるヴィパッサナー瞑想入門

目　次

DVDブック

実践　ブッダの瞑想法——はじめてでもよく分かるヴィパッサナー瞑想入門

第1章

瞑想で、なぜ苦しみがなくなるのか

ヴィパッサナー瞑想は、ブッダが悟りを開かれたときの瞑想法です。そのように高度なものなのに、なぜ現代の私たちにとっても素晴らしい効果があるのでしょう。

それは、ヴィパッサナー瞑想の目的が人生の苦しみをなくすことにあるからです。ブッダの悟りとは、すべての苦しみを完全にゼロにしてしまうものなのです。

たとえ悟りを開くところまではいけなくても、苦しみを最小限にして、幸せなよい人生を送りたいというのは万人共通の願いです。悟りを一〇〇点とすると、満点は取れなくても、そこに近づけば近づくほど、苦しみのない幸せな人生になるでしょう。

なぜ、ヴィパッサナー瞑想は苦しみをなくすことができるのでしょうか。

3

その前に、ヴィパッサナー瞑想と対比される「サマタ瞑想」について見てみましょう。これは集中型の瞑想で、心を一点に絞り「サマーディ」（禅定）という究極の集中状態を目指していきます。しかし、そのゴールに到達するのは非常に難しく、短時間で心を集中させるのは容易なことではありません。一日中仕事や家事や人間関係に追われている私たちには、瞑想のために長い時間を費やすことは到底できません。

一方、ヴィパッサナー瞑想は、一日の練習時間がたとえ一〇分間程度しか取れなくても、確実に心が変わっていき、いつの間にか人生の流れが好転していく人が多いのです。ヴィパッサナー瞑想を本格的に教え始めて一〇数年になりますが、私が見てきた膨大な事例がこのことを証明してくれているように思います。

どうしてヴィパッサナー瞑想は、時間が短くても効果があるのでしょう。

それは、集中することよりも「気づく」ことを重視しているからです。電話が鳴ったら「音」、友達の顔が浮かんだら「イメージ」、頭が痒かったら「痒み」、コーヒーの香りがしたら「匂った」……と、いま、経験している出来事に気づいていくのです。

こうして一瞬一瞬、言葉確認（ラベリング）しながら「事実に気づく」作業を「サテイ」（Sati）と言い、ヴィパッサナー瞑想の基本技術になります。

苦しみをなくす瞑想の一番のポイントは、「事実に気づくこと」なのです。


では、なぜそれで苦しみがなくなるのでしょうか。

それは、一瞬一瞬「事実に気づいていく」と、心から妄想が除外されるからなのです。仏教では、人生が苦しくなるのは、思い込みや先入観などの妄想が原因になっていると考えているのです。

たとえば、風采の上がらない、ダメなヤツと内心バカにしていた人が、実は超一流大学出身なのだと耳にした瞬間、急に有能なエリートに見えてきたことはありませんか。まだ確証の取れていない「噂」や「妄想」なのに、それが印象を一変させてしまうのです。

反対に、尊敬していた人が昔、横領していたらしいと先輩から聞いた途端、幻滅し、確かめもせずその人を嫌いになってしまった、という人も実際にいます。

このように、私たちは、ものごとを誤解したり、錯覚したり、思い込んだりして、ありのままに観ることができません。頭の中の妄想や連想で、現実を歪めて見てしまうのです。勝手に思い込んだものに腹を立てたり、執着したり、恨んだり、あるいは劣等感に悩み、疑心暗鬼に駆られて、自分で自分の人生を苦しいものにしています。

心から妄想を排除すると、物事がありのままに、正しく観えてくるでしょう。その事実に正しい反応を起こしていけば、人生の流れを変えていくことができるのです。

第2章

気づく・観察する

ヴィパッサナー瞑想は、タイやミャンマー、スリランカなど主に南方の国々に伝承されてきた原始仏教の瞑想法です。ブッダのオリジナルな教えや行法の伝統が改められることなく、最も忠実に伝えられてきたと言われています。

理論も拠りどころの経典も同じ一つのものなのですが、実践の現場では、修行ポイントの強調点などが微妙に異なり、複数の流派が存在しています。このDVDで紹介しているヴィパッサナー瞑想もその中の一つで、ミャンマーのマハーシ・サヤドウの方法を基本にしています。

「ヴィパッサナー」という言葉は「詳細に観察する」という意味ですが、大事なポイントは、外界や他人の観察ではなく、自分自身の心と体の現象をありのままに観察し、正しく理解しようとする瞑想です。

歩く、立つ、座るなどの身体動作を中心に、快感・不快感、痛みなどの感覚、喜怒哀楽などの心の状態、そのほか、見た、聞いた、匂った、考えた、連想した、など、一瞬一瞬経験されていく、すべての出来事に気づいていきます。

この気づきが「サティ」と呼ばれ、ヴィパッサナー瞑想では最初に習得すべき基本技術になります。サティの瞑想が正しくできるようになれば、初心者も上級者もそのままサティを深めていくことによって、さらに高度な瞑想のステージにも自然に移行していくことができます。

付属のDVDの狙いは、ヴィパッサナー瞑想の要であるサティの技法を正確に身に付けることです。それにはまず、身体動作を確認する「身随観《しんずいかん》」の瞑想から始めます。

＊歩く瞑想
＊座る瞑想
＊立つ瞑想

などが身随観の代表的なものです。
次の章で、具体的なやり方を詳しく見ていきましょう。

第3章

歩く瞑想

1　妄想の世界には実感がない

まず、歩く瞑想から始めます。

妄想を止めて、ものごとをありのままに観ていくのがヴィパッサナー瞑想ですが、普通の意識状態でいるかぎり、妄想は止まらないものです。

見ても、聞いても、感じても、その直後に必ず連想や思考が伴ってしまい、私たちの頭の中は常に妄想だらけなのです。

その妄想を止めるためには、体を動かして、その実感を感じることが重要です。

実感で確かめられたものは妄想ではなく、現実の出来事だからです。体が動けば、必ずセンセーション（身体的実感）が生じます。それを感じて、確認するのです。今の状態に気づくこと、経験を自覚することがポイントです。

この気づき（サティ）を徹底的に連続させていくことが、妄想に巻き込まれない技術なのです。

体が動いている実感は過去や未来のことではなく、今のことです。一瞬一瞬、感じられる身体感覚に気づいていけば、妄想しないですむのです。体の動作を中心に随観していくので、それを「身随観」と言います。

まず歩く瞑想から「身随観」を始めるのは、座る瞑想（坐禅）よりも動きがダイナミックなので感覚が取りやすいからです。

おおざっぱな動きから始め、だんだん細かな動きを感じるようにします。

普通に道を歩く速度で脚全体の動きを感じながら、「右」「左」「右」「左」と言葉を付けて確認していくのですが、その前に、「ラベリング」という言葉確認の技術について理解しておきましょう。

2 言葉で確認する

今この瞬間の事実に気づいて、確認するのがヴィパッサナー瞑想です。現在の瞬間に気づく心があればサティが機能しています。しかし、瞑想の現場では、一瞬一瞬の気づきを言語化して、認識確定をしていく仕事が不可欠です。

これを「ラベリング」と言います。

物にラベルを貼って名前を付けていくように、一瞬一瞬経験される出来事を言葉で確認していくのです。声には出さず、黙って心のなかの内語でやります。

たとえば、右足の動きを感じたならば「右」とラベリングします。

今この瞬間に経験している事実は、右足が動いたことと、その感覚を感じたことです。これは妄想ではなく、現実の出来事なので、「右」とラベリングして事実確認をします。

「左」「右」「左」「右」……と、足の動きを実感しながらラベリングすれば、これでヴィパッサナー瞑想が正しく始まっています。

大事なポイントは、感覚を実感することです。

心の九〇パーセントは、感じる仕事に使ってください。ラベリングには、一〇パーセントです。感覚を実感しないで、ラベリングだけを言う状態になると、ヴィパッサナー瞑想から脱線してしまいます。

ラベリングが多くなれば、頭の中は言葉だらけになり、妄想している暇がないので、結果的に思考は止まるでしょう。しかしそれでは、肝心の観察の瞑想ができなくなります。

いま経験した瞬間の事柄をよく観なければ、正しく気づくことも確認することもできません。それにはまず、頭の中を空っぽにして、真実の状態を純粋に経験するのが先です。次に、経験された事実を、ラベリングによって認識確定していくのです。

サティの瞑想は、実感によって事実を確かめることと、ラベリングによって言葉確認をすることで成り立っています。

「現象が先、確認（ラベリング）が後」という原則を覚えてください。

妄想の世界と真実の世界とを仕分けることが、何よりも大事なサティの仕事です。

ヴィパッサナー瞑想の原点と言ってよいでしょう。

最初はおおざっぱに普通に歩き、だんだん歩く速度をゆっくりにして、丁寧に感じていきます。

「右」「左」……としばらく歩いたら、次に、足の上がる動きと下ろす動きをそれぞれに感じ分けて、「(右足が)離れた」「着いた」あるいは「(圧が)脱けた」「着(ちゃく)」とラベリングします。

ラベリングの言葉は、原則から外れていないかぎり、自分が感じたとおり、自然に浮かんだものでかまいません。

感じ方、経験の仕方は、人さまざまです。お手本や他人のマネをするのではなく、自分の実感を重視して言葉を選んでください。

ヴィパッサナー瞑想は、他人や外界の見物ではありません。自分の心と体の現象をありのままに観察していくものです。自分を正しく知るための瞑想であり、理想の型やお手本を体得しようとするものではありません。

自分の経験を確認するのですから、自然に浮かんできた言葉を大事にします。しかし、瞑想に専念するときは現在形ではなく、完了形や過去形のラベリングの方がよいでしょう。

「離れる」「着く」あるいは「上げる」「下ろす」……など現在形では、動作の最中にラベリングすることになりがちです。それでは、感覚を実感する仕事がいい加減になってしまいます。

言葉を言いながらでは、よく感じることができないのです。

感覚を実感する右脳の仕事と、言葉確認の左脳の仕事が競合してしまうからです。

「上げる。上げる。上げる……」「下ろす。下ろす。下ろす……」と同じラベリングを連呼するのも好ましくありません。

言葉の数が増えるほど感覚は実感しづらくなり、言葉を唱えるだけの修行と同じことになるからです。

ラベリングさえしていれば、それでヴィパッサナー瞑想ができていると錯覚しがちなので気をつけましょう。

ただし、仕事中や日常生活でサティを入れる場合には、動作に合わせて「伸ばす」

「つかむ」「回す」「歩く。歩く」など、おおざっぱな現在形のラベリングでかまいません。情況に応じて、サティのモードを変換したほうがよいのです。これについては、第6章で説明します。

集中が高まるにつれて微細な感覚に気づくことができるようになります。

次は感覚を三段階に分けて感じます。

「離れた」「進んだ」「着いた」あるいは「(圧が)脱けた」「移動」「着」などです。あわてないで、一つひとつの動作の始まりから終りまでをよく感じてください。

右足から踏み出す場合、最初に右足の足裏に意識を集中させます。

足を上げると、足裏にいままでとは違う、新しい感覚が発生するのがわかるでしょう。たとえば、踵が上がる感覚、つま先が離れた瞬間いままで潰れていた足指の肉が弾力でもどっていく感覚、圧迫感が消滅していく感覚、その余韻、などです。

足が着地していたときとはまったく異なる感覚のはずです。その感覚を充分感じてください。

足が上がりきったら、動作を止めて「離れた」などのラベリングを入れます。現象が先、確認（ラベリング）が後という原則を思い出してください。

動作を止めないと、感じることもラベリングもいい加減になってしまいます。

次に、足を前へ進めます。ここでも、静止していた足が動き始めた瞬間、今までとは違う感覚が発生します。この感覚を十分感じてください。

動きが終ってから、動作を止めて「進んだ」「運んだ」「移動」……などのラベリングを入れます。

感覚を感じる部位は、できるかぎり小さい方がよいでしょう。

歩くという行為は、全身の筋肉を使った全体的な動作なので、どの部位の感覚を観察するのか、対象を特定しないと、場当たり的で適当な仕事になってしまいます。

われわれのやり方では、足首から下あたりの、足裏中心の感覚に絞った方がよいでしょう。中心対象にスポットライトを当てるように観ていくと、その部分の感覚の発生、維持、推移、変化、消滅、その余韻、などがわかるようになり、最終的には存在そのものの「無常性」を理解する方向が開けます。

中心対象を設定する方法のメリットは、あらゆる現象に気づくサティの心と、集中の極みであるサマーディ（禅定）の心を、同時に成長させていくことができることです。

最後に足を下ろします。

今まで宙に浮いていた足を床に下ろすと、足裏の皮膚の表面が床面に触れた瞬間、接触感が発生します。集中がよければ、そのセンセーションが敏感に感じられるでしょう。「触れた」「接触」「着」などとラベリングします。

次に体重がわずかでも加わり始まると、肉が圧迫される感覚や、床板やじゅうたんなどの材質感、圧迫感がエスカレートしていく感覚、じゅうたんの毛羽立つ感覚やめり込んでいく感覚、体重が全部かかり終って、圧迫感がピークに達したときの感覚など、新しいさまざまな感覚が明確に生じます。

その感覚を十分に感じて、的確に表現するラベリングを付けます。「圧」「圧迫」「めり込み」「踏みしめ」……などです。

それから、いままで軸足だった左足に意識を向け、左足の感覚を取りはじめます。

左足の踵が上がり、つま先に注意を注ぎ、……右足のときと同じ要領で感じていきます。

歩幅はあまり大きく取らない方がよいでしょう。動く距離が長すぎると、ふらついたり、軸足の感覚の方が強くなったりするのであまりよくないのです。踵からつま先程度の歩幅で試してみてください。

同じ理由で足を高く上げすぎるのもよくありません。地表スレスレでかまいません。自分で感覚に集中しやすい歩幅を調整してください。

3　50：50（フィフティ・フィフティ）の法則

集中がよければ、間断なくセンセーション（感覚）を感じてサティ（気づき）を連続させることができます。しかし、実際にやってみると難しいことがわかります。たえず何かの音が耳についてくるし、音に心が飛ばなければ、思考やイメージが次々と心に浮かんできます。

そうした中心外の現象が明確だった場合には、サティを入れて確認します。音が聞こえたら「音」とか「聞いた」、思考やイメージが浮かんだら「考えた」「雑念」「妄想」「イメージ」などとラベリングします。中心対象以外でも、心がはっきり経験した優勢な現象にはサティを入れるのが原則です。現在の瞬間をとらえ続けるのが、ヴィパッサナー瞑想です。

自分の心と体に今、何が起きているか。常に自覚的に、現在の瞬間をとらえ続けることが、妄想と妄想から生まれる煩悩を阻止する修行になるのです。

中心対象に集中することを至上命令のように考えている方が、ときおり見受けられます。しかしヴィパッサナー瞑想では、中心対象への集中よりも現在の瞬間をとらえ続けること、つまり気づく心を持続する精神が大事です。

チラチラと妄想や雑念が浮かんできても、中心対象の感覚が充分取れている場合は、妄想にはラベリングしなくてかまいません。音の場合も同じです。遠くでかすかに聞こえる芝刈り機の連続音や、ただ通過していくだけの微弱な雑念にまでラベリングしていたのでは、一歩も前に進めなくなるでしょう。

中心対象と比較して、中心外の印象度が半々までは無視してよいのです。

しかしその度合いを越えて、妄想や音や眼に映ったものが歩行感覚よりも強く感じられたら、そちらの方にラベリングしてください。

これを「50：50（フィフティ・フィフティ）の法則」もしくは「優勢の法則」と覚え

てください。

4　それたら、また中心対象にもどす

歩く瞑想の場合は、歩行にともなうセンセーションが中心対象です。中心外の音や思考にサティを入れた直後には、必ずいったん中心にもどします。
「（足が床から）離れた」↓「進んだ」↓「着いた」↓ピーポ、ピーポ↓「聞いた」↓「（足が）離れた」「進んだ」↓救急車のイメージ↓「雑念」↓「（足が）着いた」↓「圧」……。

仕事に出かけても、学校や旅行や遊びに出かけても、必ず家に帰ってくるように、どんな現象に心が飛んでも、必ず中心対象にもどすのがポイントです。

なぜ、いったん中心にもどすのでしょう？
答えは二つあります。
一つには、集中力を養うためです。外れても外れても、一点に心を振り向けていく

訓練です。くり返し中心に注意を絞る努力によって、心の散乱状態が鎮まっていきます。

散乱が鎮まれば、落ち着いて一つひとつの対象がよく見えるようになります。たんなる「気づき」から「観察」の瞑想に成長していきます。

やがてそれは、万物の真の姿を直観し、洞察するという仕事にまで発展していくでしょう。「気づき」→「観察」→「洞察」と進化していく仏教の智慧《ちえ》の発現につながっていくのです。

答えの二つ目は、中心対象にもどす瞬間、執着を捨てる訓練になっているからです。心に欲があり、煩悩があるので、フワフワと心がさまよい出て、音に心を奪われ、思考をつかみ、妄想にハマってしまうのです。

サティが入れば、音や妄想が対象化され、手放すことができるので、中心対象に帰ることができます。しかし、心に執着があれば、形の上ではサティを入れながら、本心では巧妙に妄想を続けることがあり得るのです。

たとえば、夕方、自宅で歩く瞑想をしています。すると近所から「……石焼きいも

〜、石〜焼き〜おいも〜」と、屋台の声が聞こえてきました。当然「音」「聞いた」とサティを入れます。一応ラベリングはしているのですが、心が石焼きいもに飛びついていれば、「お芋〜、お芋だよ〜」↓「音」↓「（焼き芋の）イメージ」↓「（どうしようかな」と思った」↓「（お腹空いてるのよね」と思った」↓「（今年はまだ焼きいも食べてないし……」と思った」↓「（買っちゃおうかしら……」と思った」。

こんな風に、「と思った」のラベリングを付けながら考えごとを続行していたのでは、純正なサティとは言えなくなります。

音にせよ妄想にせよ、心に何かが触れたら、その対象の中身を詮索しないでサティを入れ、確認するのがこの修行です。執着している欲望や怒りを手放すから、心がきれいになるのです。

どんな対象もつかまないことがポイントです。ラベリングして、いさぎよく煩悩を手放すことが、心をきれいにしていく一瞬一瞬なのです。執着してつかんでいれば、心はそこに留まり、中心対象には帰れません。逆に、中心対象にもどすことができれば、直前の対象を捨てた証しになるのです。

どんな現象もつかまない。囚われない。執着しない。見送っていく。離れていく。捨てていく。離欲していく……。

これが、ヴィパッサナー瞑想という心の清浄道なのです。

バタバタとあわてる必要はありません。

眼・耳・鼻・舌・身・意という感覚器官のどんな現象も、落ち着いてよく確認し、ラベリングを入れた後には、いったん中心対象にもどしてください。

5 あるがままに観る

集中も大事ですが、気づき（サティ）はもっと大事です。したがって中心対象から心がそれることを、あまり気にする必要はありません。

ハッキリ起きた優勢な現象には、必ずサティを入れるのが原則です。中心外に心が飛んだのだから、仕方がないのです。

事実として起きた現象に気づいていくので、あるがままの観察の瞑想になるのです。

中心対象に集中することによって、一点集中のサマーディの要素が高められていきます。

しかし、たとえ何であろうとも、執着し、とらわれれば、ヴィパッサナー瞑想の本質から脱線します。

サマーディに執着すると、中心外に心が飛ぶたびに「ダメだ。できていない」と、集中が悪い自分を責めたくなる人が多いのです。ドゥッカ（苦）をなくすための瞑想をしながら、そのやり方がうまくいかない……、と苦を味わうのはおかしいでしょう。

ヴィパッサナー瞑想では、あるがままに観ること以上に大事なものはありません。

6　サティを入れても消えない……

もし何か気になることや囚われていることがあれば、サティを入れてもなかなか消えないでしょう。

喧嘩相手のイヤな顔が消えない場合もあれば、恋愛中の彼や彼女のイメージがどうしても心から離れなくなることもあります。家族が入院したり、リストラを宣告されたり、といった深刻な情況もあるでしょう。

根深い問題があれば、いったん消えたもののすぐに再浮上して心にこびりついてきます。どうしたらよいでしょうか？

あるいは、深刻な問題を抱えているわけではないのに、車の走行音や雨どいのポタポタ……など単純なくり返し音などが気になって、ラベリングすればするほど、かえってその音やイメージに巻き込まれてしまうこともよくあります。

ラベリングしているのに消えない場合には、どうすべきなのでしょう？

心が対象にとらわれてしまうと、サティ本来の「対象化作用」や「客観視」ができなくなります。

ラベリング本来の働きが失われ、ただ言葉だけが虚しく空回りしている状態です。本心では「気づく」「確認する」という仕事をしないで、対象の内容に反応を起こしてしまっているからです。

サティを入れようが何をしようが、心は心の法則に従って展開しているので、消えないときは消えないし、消えてもすぐに再浮上するときはするのです。

こんな場合の対処法は二つあります。

まず、「すり替え」の技法です。ラベリングが空回りしているのですから、それ以上かかわらずに、強引に意識をそらせてしまうのです。五〜六回ラベリングして消えなければ、足をドンと踏んで、中心対象の歩行感覚に意識を向けてしまいます。気になって心がこびりつくのを、自分でもどうしようもないのだから、強制終了をかけて、いったん離れてしまうのです。瞑想も人生も同じで、いったんその場から逃げた方がよい場合もあるのです。

第二の方法は、ちょっと難しいかもしれません。

心にこびりついた対象が、完全に消えるまで観察するのです。「音」「妄想」「気にしている」「とらわれている」「執着している」……とラベリングして、とらわれている心の状態を観察していきます。

心の状態につぎつぎとサティを入れて気づくことができれば、自己理解が深まり、正しい方向に心を変えていくことができるでしょう。心の状態を対象にして随観《ずいかん》していくので、この方法を『心の随観』と言います。

本書がベースにしているマハーシ・システムでは、このような場合、中心対象（たとえば歩行感覚）にキッパリともどしてしまう、前者の指導をする先生が多いようです。この理論では、瞑想修行の初期段階では、中心対象に持続的に注意を注ぎながら集中を高め、サマーディを養うことが重視されています。また、対象は何であれ、切れ目なくサティを持続することが大事なポイントとして強調されています。

動く足の感覚、そのセンセーションの変化に徹底して集中していけば、サマーディを高めていく方向に向かいます。サティが安定し、さらにサマーディも高まると修行レベルは格段に向上していきます。

一方、それほど中心に絞り込まず、中心外の対象に心が飛んでいく事実をそのまま直視する方向からは、あるがままの自分の姿が浮上し、自己理解が深まっていきます。これは、自分を変えたい、心の構造改革をしたい、と望んでいる方々にはとても大事なポイントです。

どちらの方向もヴィパッサナー瞑想として正解です。瞑想者の能力と個人的資質によって、進むべき方向が分かれますが、固定しているわけではありません。同じ人でも、そのときどきの状態によって取るべき方法が変わるのは、自然なことです。正しい知識があれば、自分の直観に従って間違えることはないでしょう。迷ったら、瞑想のインストラクターの指示に従ってください。

必然の力に従い、自然展開していく事象を臨機応変に気づいていけば、どちらでも成果があります。

7　瞑想中に浮かぶ妄想、聞こえてくる音……

歩行瞑想の最中に、音が聞こえたり、考えが浮かんだり、何かがハッキリ眼に入ってくることがあります。そのときは立ち止まって、それぞれの現象に「音」「聞いた」「考えた」「妄想」「雑念」「イメージ」、あるいは「見た」とラベリングします。消えたら、また中心対象の歩行感覚にもどります。

中心対象以外の現象に心が飛んだ場合には、毎回立ち止まってラベリングするのが原則です。歩きながらではなく、きちんと仕分けたほうがよいのです。

二つの出来事が、本当は瞬間的に時系列で起きているのに、同時に起きた一つのことのように錯覚する……。ここから、思考がまとめ上げていく妄想の世界が始まります。

ラベリングする瞬間、心が一つ使われています。歩行感覚を感じる瞬間には、また別の心が使われています。心は同一の瞬間に二つの対象を経験することはできません。どんなに速くても、時系列なのです。

ですから、歩行は歩行、中心外は中心外として、厳密に識別して確認してください。実状をあるがままに見て、「心という実体が常に存在している」という幻想を破っていくのが、ヴィパッサナー瞑想です。

原始仏教では、心というものは、対象と意識がぶつかった瞬間に生まれ、一瞬にして滅していくものと理解します。光のような速さで、個々別々の対象が一瞬一瞬、意識と結びついて生滅しているのです。

集中が悪ければ、ひんぱんに立ち止まって「音」「妄想」「イメージ」とサティを入れることになりますが、それで結構です。集中が悪いのですから、中心外の音や思考に心が駆け寄るのは当然のことです。音と心がぶつかり、イメージや思考と心がぶつかって、次々と心が生まれては消えていきます。

物事の本質をあるがままに、正しく洞察していく瞑想なのですから、集中が悪ければ「集中が悪い状態」を確認するのが正しいやり方です。「離れた」「進んだ」と歩行感覚にサティを入れるのも、「音」「妄想」と中心対象外にサティを入れるのも、まったく等価なのだと心得ておきましょう。

中心対象よりも強くハッキリした現象には、必ずサティを入れるのが原則です。

では、あまり優勢ではない現象はどうでしょうか。

耳を澄ませば、どんな場所にいても、なんらかの音が聞こえます。中心対象の歩行感覚はハッキリ感じられているが、意識の片すみで微かに音も聞こえている。あるいは、イメージや断片的な言葉がチラチラ去来しているのだが、足の歩行感覚が十分取れている場合……。

こんなときは、それらの現象を無視してかまいません。ラベリングはしなくてよいでしょう。

「中心外の現象がいろいろ起きているんだ……」と、意識の片すみでわかっているだけで充分です。あえて「音」「妄想」とラベリングはしません。「優勢の法則」に従います。

どちらが強いか迷ったら、中心対象のままでかまいません。歩行感覚よりも強く意識に触れた場合にのみ、中心外の対象（妄想や音など）にラベリングを入れます。

8　よろめいたら……

ヴィパッサナー瞑想には、「……しなければならない」や「……すべき」という発想がありません。その反対に、何が起きようと、どんな事態であれ、あるがままに気づきさえすればよい、と考えています。ふらついたり、よろめいたり、一般には失敗やしくじりと思われる現象もあわてずに対象化して、サティを入れれば、ヴィパッサナー瞑想として完璧なのです。

失敗と成功にこだわる世間の価値観とは、まったく異なっています。中心対象の感覚に集中できても、よろめいても、どちらも、ただ気づくだけで、淡々と見送っていけば同じなのです。すべての現象を平等に、公平に、等価に眺めていく訓練がヴィパッサナー瞑想です。

あるがままに気づくことは、あるがままを受け容れることです。もし受け容れられなければ、反発したり拒否したり、現象にのめり込んで気づくことも対象化することもできません。

ヴィパッサナー瞑想が身についてくると、生き方の全般、人生のあらゆる局面で変化が生じてくるでしょう。

よいものにも、悪いものにも、執われなくなります。

失敗を受け容れることができるようになっていきます。

この瞑想は、価値のあるものも、ないものも、同じただの現象として見送っていく訓練です。その結果、自然に無執着の心が養われ、育てられていくのです。

どんな現象もつかまずに、「渇愛《かつあい》」（＝執着）を起こさなければ、人生の苦（ドゥッカ）が発生しないのです。つまり、四聖諦《ししょうたい》（苦《く》・集《じゅう》・滅《めつ》・道《どう》）という原始仏教の核心部分が、一瞬一瞬の修行現場で確かめられ、理解され、悟られていくのです。

歩行中のふらつきにサティを入れる一瞬に、仏教の真髄が開示されています。人生の極意が示されているのです。

頭の中にあるものは、今この瞬間に、事実として存在しているものではありません。どんなことを考えても、思考の内容は概念の世界であって、しょせん妄想と同じ実体のない世界です。

ヴィパッサナーは、事実のみを観ていく瞑想です。

今、この瞬間に、自分が経験していることをありのままに観て、その本質を洞察するなら、万物の真実相が理解され、悟られるのです。

それを法（ダンマ）と言います。

どんな現象も、存在の特質を顕わにしていないものはありません。

ふらついたなら、「ふらついた」「よろめいた」とラベリングします。それが事実の確認です。事実のみを観ていくならば、妄想を離れることができます。妄想を離れることができれば、妄想の所産である煩悩を止滅させることができるのです。

どのような事象に対しても、あるがままに、事実のみを観ていく仕事を続けていくならば、ドゥッカ（苦）から解放された素晴らしい人生が展開されていくでしょう。

歩く瞑想について説明してきましたが、身随観では歩く瞑想が基本です。歩く瞑想が正確にできれば、座る瞑想、立つ瞑想、日常生活の瞑想、いずれも自ずからできるようになるでしょう。

9　歩く瞑想のやり方

＊ステップ1

①それでは足を軽く開いて立ってください。

②左右どちらの足からでも構いません。普通よりややゆっくりの速度で歩きます。足が前に進んだ実感を感じて、右足なら「右」とラベリングします。次に、左足を前に進め、実感を感じて「左」とラベリングします。

ポイントは掛け声にならないことです。動作と重ねてラベリングしてしまうと、掛け声のようになってしまいます。言葉を呟きながら歩いていたのでは、「法の確認のサティ」になりません。動作によって生じた感覚を、言葉で確認するのがラベリングです。「現象が先、確認が後」と覚えてください。

③しばらく歩いて、Uターンするときには、まず立ち止まり、直立している感覚を体で感じて「立っている」「直立」などとラベリングします。頭で考えて、いま、立

っているのだ、とわかっても意味がありません。身体実感で確かめるので、法の確認になるのです。

次に、体が回転する感覚に意識を向けて「回転」「Uターン」あるいは「回った」「曲がった」……などとラベリングして方向転換します。

Uターンが終わったら、また、立っている実感を感じて「立っている」「直立」とラベリングします。

④歩き出すときは、また最初にもどって、足が進んだ実感を感じて、「左」「右」……とほぼ普通の速度で歩きます。

しばらく続けていると、心が落ち着いてくるでしょう。

＊ステップ2

①足を軽く開いてまっすぐに立ちます。

②ステップ1では「右」「左」と足全体の動きを一拍でとらえましたが、ここでは、動作を二段階に分け、「離れた」「着いた」とラベリングします。足が床を離れる感覚と、着地する感覚です。

足を高く上げると、ふらついたり、軸足のほうが強くなりがちなので、高く上げず、地表スレスレに、歩幅は小さく一歩か半歩程度でよいでしょう。

③右足が着地して、ラベリングが終った状態から説明しますと、まず左足のつま先に意識を向け、つま先が床から離れる瞬間の感覚をとらえてください。

左足が床から離れると、それまで床を踏んでいた足指の肉が弾力で元にもどります。その感覚に対して「離れた」と一回ラベリングします。「離れた」というのは、足指と床面の接触がなくなる感覚です。

圧迫されていた足指の肉が元にもどっていく感覚が意識されたのであれば、圧迫感が薄らいでいく感覚に対して「(圧が)脱けた」とラベリングします。

④次に左足が着地した感覚を感じて「着いた」または「着」と一回ラベリングします。

⑤右足も同じように、足指が離れた感覚と着地した接触感を感じてラベリングしてください。

「離れた」「着いた」……「(圧が)脱けた」「着」……とラベリングします。

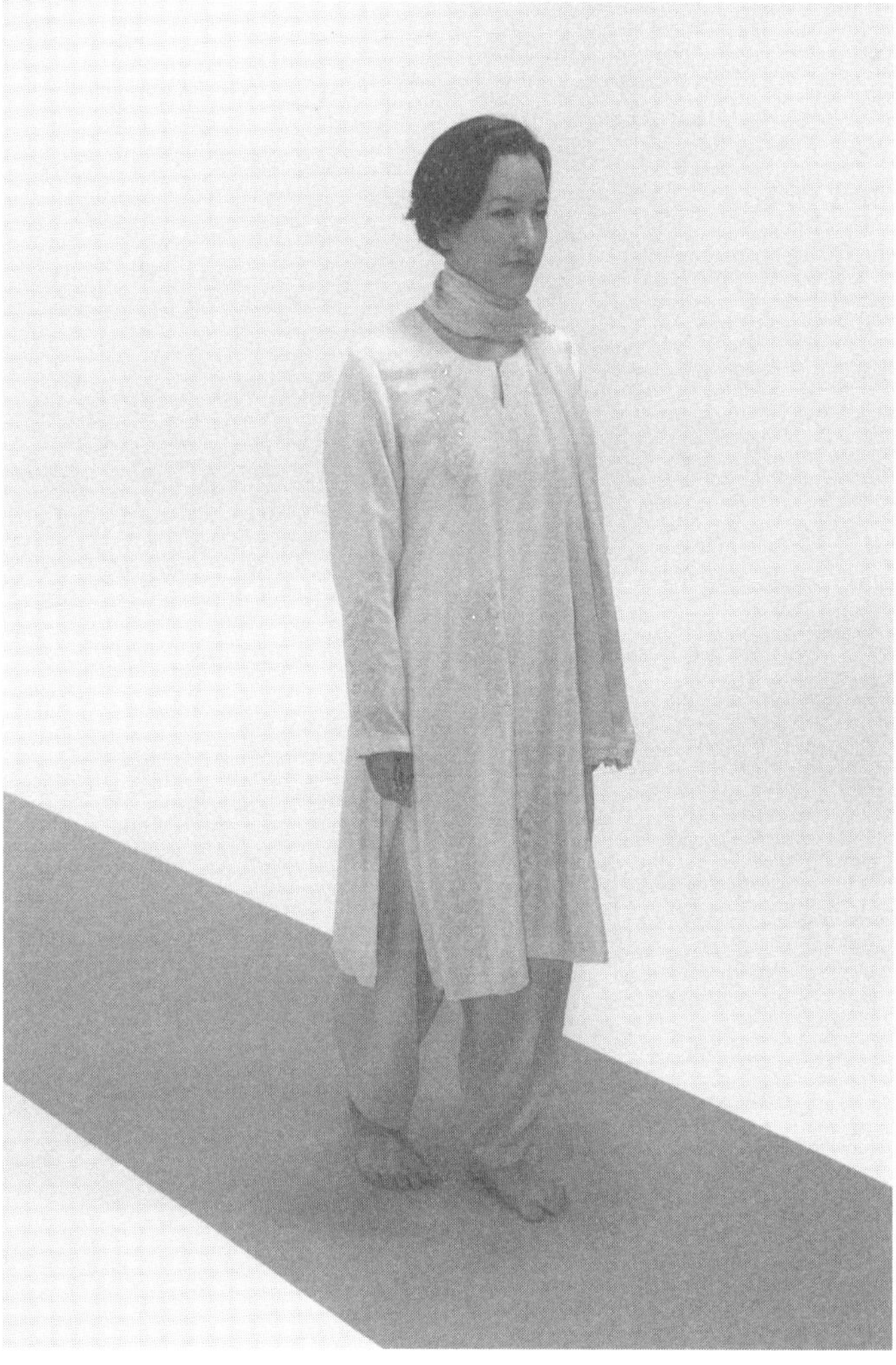

歩く瞑想

＊ステップ3

心がさらに静まってきたら、もっと細かく、動作を三つのプロセスに分けて感覚を取ります。ステップ2では、足が離れた感覚と着地した感覚にラベリングしましたが、今度は「離れた」と「着いた」の間で、足が前に進む感覚をとらえて「進んだ」あるいは「移動」とサティを入れます。

①まず右の足裏に意識を向けます。体重のかかった足裏の圧迫感を感じてください。

②踵が上がります。これは感じるだけでラベリングしなくて結構です。残ったつま先が床を圧迫している感覚に集中します。

③つま先が床から離れると、床を踏んでいた足指の肉が弾力で元にもどります。その感覚を実感し終ってから、足は止めたまま「離れた」もしくは「脱けた」と一回ラベリングします。ラベリングを何回もくり返すのはよくありません。動作が終了して、感覚を実感し終ってから一回だけラベリングをします。センセーションを実感することに心の九〇パーセント、ラベリングに一〇パーセントの比率を目安にしてください。

④次に、宙に止めていた足を、一歩か半歩程度前に進めます。動作が止まり、余韻

まで味わうように実感してから、「進んだ」「移動」とラベリングします。
⑤静かに足を下ろし、着地した瞬間の接触感を感じますが、足裏全面が床に接触するまでラベリングは入れません。
⑥つま先↓踵の順に着地しても、踵↓つま先の順に着地しても、どちらでも構いません。足裏の全面が床に着き、余韻を感じ終ってから「着いた」「着」とラベリングします。

＊ステップ４

感覚をさらに細かく取ります。

ステップ３と同じ歩き方で進みますが、最後の動作をさらに「接触感」と「圧迫感」に仕分ける点がポイントです。
①ステップ３と同様に「離れた」「進んだ」と感覚を取ります。次に、足を着地させる時に、全体重を軸足にかけ、下ろす足には一グラムも体重をかけずに、足裏の皮と床面が接触しているだけの状態に着地させます。これが純粋な接触感です。わずかでも体重がかかると足裏の肉が圧されて、「接触感」＋「圧迫感」のミックスになり

ます。

接触と圧迫は異質の感覚ですから、それを仕分けて、まず接触感だけを「触れた」もしくは「接触」とラベリングします。

②次に、おもむろに体重を載せていきます。圧が加わり始めた瞬間から増圧されていくプロセスを感じ、全体重を載せきった時点で圧迫感が完成します。それ以上は増大しませんから、余韻をしっかり感じて「圧迫」「圧」とラベリングします。

③左足に注意を移します。右足と同様に観察していきます。

足裏という一定部位に、「圧」→「圧の消滅」→「移動」→「接触」→「圧」→「圧の消滅」……と生まれて、変化し、滅していく感覚の無常性を観るのがポイントです。

＊中心対象外のサティ

中心対象の足の感覚に、一貫して集中が持続することはあり得ません。必ず、脱線して、物音や雑念などに心を奪われてしまう時があります。どうすべきでしょうか。

こうした場合は、「現在の瞬間に気づくことが、ヴィパッサナー瞑想の原点」であることを想い出してください。今、この瞬間に、自分の心と体が何を経験したのか。眼・耳・鼻・舌・身・意の、どの感覚器官から情報が入ったのか。それに気づいてサティを入れることが最優先されます。

つまり、物音に注意を奪われたら「音」もしくは「聞いた」。思考やイメージが明確にはっきり意識されたら「考えた」「雑念」「思考」「妄想」「イメージ」などとラベリングします。歩きながらではなく、いったん立ち止まってラベリングしてください。

歩行の感覚は、身体の門から入力された情報です。音は耳の門から入力された、それとは別件の出来事であり、雑念は意識の門に発生した、また別の出来事なのです。一つひとつの対象が意識と結びついた瞬間に心が生まれ、生まれた瞬間に消滅して完結し、完結した瞬間すぐ次の現象が生じて滅している……と、原始仏教では考えられています。

こうした実情を正しく認識するためにも、中心対象以外にラベリングをするときには、立ち止まって「音」「妄想」とラベリングし、足の感覚とそれ以外の現象とを明確に識別してください。

そして、中心対象外にラベリングをしたら、必ずいったん中心にもどります。足の感覚にもどるのだと決めていれば、自然にセンセーションが感じられますので、「離れた」「着いた」と続行してください。

常に鳴り続けているエアコンの音や、脳裏の片すみをよぎって静かに消えていく雑念のような微弱なものには一々サティを入れず、無視してください。

中心対象の足の感覚よりも強く意識される、明確な現象に対してサティを入れるのです。「50：50の法則」または「優勢の法則」を思い出してください。

「離れた」「進んだ」「着いた」と歩行感覚も感じているが、同時に音や雑念も感じられる。そのような場合は、どちらか印象が強い方にサティを入れるのが原則だということです。半々までは中心対象にラベリングし、明らかに中心外の音や妄想の印象が強かった場合には、そちらにサティを入れてください。

どちらが強いのか迷ったら、中心対象で構いません。

歩く瞑想は、ヴィパッサナー瞑想の基本です。センセーションの実感を拠りどころにして、法と概念、事実の世界と妄想の世界とを厳密に識別することがポイントです。正確に習得すれば、奥の深いヴィパッサナー瞑想の世界に、正しく進んで行くことができます。

以上で歩く瞑想の説明を終りますが、最後に、番外篇として、超スローで行なう歩く瞑想を紹介いたします。

＊番外篇

この歩き方は、ステップ4の強化版と言ってよいでしょう。

「離れた」「進んだ」「触れた」「圧」の四つのセンセーションをより強力に感じるために、動作の前後にポーズを入れるやり方です。

センセーションが発生する瞬間と消え去っていく瞬間を鮮明にとらえるためには、短い時間ですが、動作を止めて注意を絞り込むためのポーズが必要なのです。

①まず、足のつま先が上がった瞬間に感じる「離れた」。

普通に足を上げたのでは、感覚が発生する最初の瞬間が甘くなります。そこで、つま先を床から離す前に、間を取るのです。いきなりピストルが「ドン！」と鳴ったのでは出遅れてしまいますが、「位置について」→「用意っ！」……と合図があれば、「ドン」が鳴る最初の瞬間に注意が絞りこまれていくでしょう。

そのように、足のつま先が床を離れた瞬間に発生する、圧の脱けるセンセーションに向かって、すべての注意を注ぎ込むのです。つまり、つま先を離す前に二、三秒の「間」を取ることによって、まだ存在していないセンセーションが出現してくる最初の瞬間を捉えることができるのです。

②つま先の離れたセンセーションが感じられると、すぐにラベリングを入れたくなるものです。感じるや否やすぐにラベリングを入れると、バタバタと焦っている感じになり、発生したセンセーションがどのように変化し消え去っていくのか、わからなくなります。

そこで、つま先を上げたところで動作を止め、あえて二、三秒の「間」を取るのです。ラベリングを打つまでは次に進むことができないので、結果的に、発生したセンセーションが消え去っていくのを見届ける状態になります。大げさにいえば、存在したものが滅していく、無常の瞬間を確認する仕事になるのです。

お寺の梵鐘《ぼんしょう》がゴーンと鳴った瞬間に「聞いた」とラベリングすれば、それで終りですが、あえてラベリングを打たずに間を取ると、余韻が嫋々《じょうじょう》と消え去っていくのを確認することになるでしょう。そのように、足指のセンセーションが消え去っていくのを見届けるために、動作を停止し、二、三秒待ってから「離れた」「（圧が）脱けた」とラベリングして認識を確定します。

③さて、ラベリングを打つと、心はすぐに次の仕事に飛びついていこうとするものです。早く、早く、と心はいつでも慌てています。そこで、「離れた」のラベリングを打った後、次の動作に移る前に、ここでも二、三秒の待ち時間を取るのです。その間に心は、次の動作に対して感覚を取る準備をします。

「位置について」→「用意っ！」→「ドン！」のタイミングで、足が前に進み始める瞬間のセンセーションを捉えます。ブランコが前方に飛ばされるように、足が前に進んでいくセンセーションが続き、半歩か一歩分移動したところで、足が止まります。低速で走っていた車がストップした瞬間、微かに反動のエネルギーを感じるように、移動していた足が止まった瞬間のセンセーションを感じます。

ここでも、感じた瞬間にラベリングを打つのではなく、動作を止めて、余韻を感じ終るまで待ってからラベリングします。足が移動し始めた瞬間、途中のセンセーションの変化、停止した瞬間の感覚……と、推移していったセンセーションの全体を確認するためのラベリングを一回打ちます。「進んだ。進んだ……」とラベリングの連呼はしない、ということです。

④ラベリングを打つと、早く足を着地させて安定しようと焦るのが自然です。ここでも、すぐに足を下ろさず、間を取ります。短時間でも、待っている間に、心は接触感に対する準備を整えますので、全体重を軸足にかけた状態で、おもむろに足を着地させせます。踵からでも、つま先からでも構いません。「触れた。触れた」とラベリングの連呼はしないで、足裏の全面が着地していくのを感じることだけに集中します。

接触が完了したら、その余韻を二、三秒味わってから「触れた」「接触」とラベリングを打ちます。

⑤圧に移行するときにも、用意→ドンの待ち時間を取って、体重を載せ始めてください。増圧されていくプロセスを感じながら全体重を載せきって、ここでも間を取って余韻を感じてから「圧迫」「圧」とラベリングします。

⑥左足に注意を移します。右足と同様に、「離れた」「進んだ」「触れた」「圧」の四つのセンセーションの前後にポーズを入れて観察していきます。

これは超スローの歩きなので、いきおい片足立ちの時間が長くなり、体がふらついてしまいがちです。その場合は、壁に手をついて体を支えても構いません。体が安定するとセンセーションの微妙な変化に集中しやすくなるでしょう。

やり方は、まず、壁際に立ちます。腕を上げていく動作のセンセーションに集中し、「（手が）上がった」→「伸ばした」→「（壁に）触れた」……とサティを入れます。壁に手がつき安定したなら、後は手の感覚を忘れて、足のセンセーションのみにすべての注意を注ぎます。

何歩か歩いて、体に対して手が後ろになったら、再び手の動きに注意を向け、同じようにサティを入れます。

これで、超スローで歩く瞑想の説明を終ります。

10　いつでもできる

驚くべきことに、歩くことが、究極の瞑想を実践する現場なのです。

ゆっくりと落ちついて足の感覚を感じます。一瞬一瞬のセンセーションをできるだけ鮮明に感じて、感じたこと、気づいたこと、直観したことを、ラベリングによって言葉確認していくのです。

足が存在しているのではありません。「足」は概念です。「足」というコンセプトが頭の中にあるだけなのです。

本当に存在しているものは何ですか。

センセーションという一瞬一瞬の身体感覚が変滅しているだけの世界なのです。音や思考に心が飛ぶのを嫌わないでください。なんにでも刺激の強いものに飛びついていくのが心なのです。モンキー・マインド（散乱する心）ならモンキー・マインドだと、気づけばよいのです。あるがままに起きた事実を事実と気づくたびにサティが成長していきます。

足が動くと、感覚が生じ、生じた瞬間には変化し、滅し去っていく……。物事は変化し、消えていってしまいます。

身体現象というものは無常の本質を持っているのです。その観察の仕事に没頭していると、妄想で舞い上がったホコリのようになっていた頭がシーンと静かになって、澄みわたってきます。

歩く瞑想は、駅に向かって歩くときや、会社のトイレの往復などさまざまな場面で実践できます。いつでも体感を感じて、現在の瞬間に心をつなぎとめておくことが大切です。

『いま、私は何をしていますか？　この心と体はどうなっていますか？』

どんなときにも常にマインドフルに自覚的でいるならば、悪い心や煩悩に襲われることはありません。

苦の原因を作らないですむのです。

感覚に気づくことから始めて、自分の身と心に生起する事象を観察してください。

【注意：文中、ラベリングの「　」内の（　）は情況説明、〔　〕は思考の内容を指し、どちらもその中の言葉は言わずにラベリングします】

第4章

座る瞑想

多くの方々が、瞑想修行イコール座る瞑想（坐禅）だと思っています。

歩くことが瞑想になるんですか?!　と驚かれる方も少なくありません。歩く瞑想は前座で、座る瞑想が本番だと考えている方もいますが、それも違います。

ヴィパッサナー瞑想では、座る瞑想と歩く瞑想や立つ瞑想との間に、本質的な違いは何もないのです。中心対象がお腹や足裏などに変わるだけで、いずれも同じ身随観の修行です。

身随観の大事なポイントは、センセーション（身体実感）に集中し、思考の世界を離れること。眼耳鼻舌身意の六門から直接知覚される「法」の世界を確認することです。

センセーションに集中すれば、足の動きでも、座ったときのお腹の起伏や膨張・収縮感でも、足裏の圧迫感などでもよいのです。人の体は、いつでもどこかが動いていて、センセーションが発生しています。

初心者にとっては、座る瞑想の腹部感覚よりも、歩きの感覚のほうがダイナミックでわかりやすいでしょう。でも、座る瞑想において微弱なセンセーションを捉えようとすることで、集中力が養われます。また、高度なレベルの集中は、座る瞑想のほうが深くなるのが普通です。

身随観から心の随観や法の随観に進むのが自然な流れですが、どなたもまず、「歩く」「座る」「立つ」瞑想をマスターしなければなりません。ここでは、座る瞑想を学びます。

1　座り方・脚の組み方

まず、座り方の説明をいたします。

座り方のポイントは、背筋がまっすぐ伸びていることです。重たい頭を支えるのに、背中が曲がったり傾いているのは好ましくありません。真っ直ぐにのびた背骨の上に、頭を載せた状態のほうが安定がよく、長時間座るのにも適しています。

伝統的な座法としては、両脚を組み、交差してのせる結跏趺坐《けっかふざ》があります。これは難しい座法なので、できる方だけ、おやりになってください。

座り方を説明しますと、まず、厚めの座布、もしくは座布団を二つ折りにしてお尻の下に当てます。右脚を左の太ももの上に乗せ、左脚を右の太ももの上に乗せます。膝が浮かないように調整し、両膝と尾てい骨の中央に背骨が立ち、その上の頭部を支えるように座ります。

次に、半跏趺坐《はんかふざ》という座法があります。

まず、片方の足だけ反対側の太腿に乗せます。

乗せた足の側の膝がやや浮き上がるので、座布で調節し、両膝とお尻の三点で体を支えるようにします。

これができない場合には、達人坐という座法もあります。左右どちらかの踵を、脚の付け根、会陰《えいん》にピッタリつけ、足の裏を腿に密着させます。反対側の足をその上にのせ、くるぶし同士が上下に重なって脚の付け根に密着している状態になります。お尻に座布を薄く当てます。

正坐に慣れている方は、正坐でも構いません。

どの座法の場合にも、お尻を後ろに引き、下腹を心持ち前に出し、顎を引きます。座が決まったら、前後左右に軽く揺すって微調整し、頭頂部から尾てい骨まで真っ直ぐになるように体勢を整えます。

ヴィパッサナー瞑想では、どんな座り方であってもサティが入ればよい瞑想なのです。座法や手の置き方にもあまりこだわらなくて結構です。

「あるがまま」を観るのが、ヴィパッサナー瞑想です。うまくできなければ、それが起きている現状なのですから、その通りに正確に気づいておけばよろしいのです。

理想の脚の組み方よりも大切なのは、「気づき」です。サティが入るかどうか。これがヴィパッサナー瞑想のすべてです。

起きている現象は関係ないのです。脚が組めても組めなくても、サティが入りさえすれば、よいヴィパッサナー瞑想になります。

2 中心は、腹部感覚

さて、座る瞑想の中心対象は、お腹の感覚です。

まず、お腹に手を当ててください。掌全体を密着させて、普通の呼吸をします。息を吐けばお腹がへこみ、息を吸えばお腹が盛り上がります。

この腹部感覚が、座る瞑想の中心対象です。これを手を離した状態で行ないます。手を当てたままでは、お腹の感覚と掌で感じる感覚がミックスされるのでよくありません。

センセーションの感じ方には個人差があります。膨張感と収縮感を感じている方は「膨らみ」「縮み」とラベリングします。腹筋の動きを中心に感じているなら、「盛り上り」「凹《へこ》み」とラベリングします。

大事なポイントは、お腹のセンセーションに集中することです。呼吸は無視してください。呼吸を意識すると、空気を吐いたり吸ったりする、鼻や肺の感覚に注意が向いてしまいます。観察の中心対象は、あくまでも腹部の感覚です。

3　息を止めない

歩く瞑想では、動作を止めて余韻まで感じてから完了形でラベリングしましたが、座る瞑想で同じことをやろうとすると、「膨らみ」や「縮み」が終了したところで息を止めて待つことになります。これでは、息が乱れて苦しくなりますので、お腹の動きは自然な流れに任せます。

ラベリングするタイミングは、「膨らみ」「縮み」の終了間近がよいでしょう。

お腹が膨らみはじめた瞬間の感覚を感じ、三合目、五合目、八合目、と膨らみがエスカレートしていく変化を感じ取り、九合目あたりで「膨らみ」「盛り上り」と一回ラベリングします。ここでも実感とラベリングの比率は九対一です。「膨らみ」「膨らみ」「膨らみ」……と何度も連呼するのはよくありません。

膨らみがピークに達すると、折り返すように縮みあるいは凹みが始まります。その最初のセンセーションをとらえ、同様に三合目、五合目、八合目、と収縮し凹んでいく感覚の変化を観察し、最後に「縮み」「凹み」とラベリングします。

4　手を当てて確認する

中心対象の腹部感覚がよくわからない場合には、お腹に手を当てて確かめるやり方もあります。

まず、「膨らみ」「縮み」や「盛り上がり」「凹み」がわからなくなった時点で、「(手を当てよう)」と思った」とラベリングします。オウム返しに、浮かんだ言葉を全部言い直さないのがポイントです。どんな思考が浮かんでも、最後に「(……)」と思った」を付ければ、その瞬間に対象化され、ラベリングとなります。

次に、左右どちらかの手に意識を向け、持ち上げます。持ち上がった感覚に対して「(手が)上がった」もしくは「上げた」とラベリングします。

お腹に近づけるために手首を回します。その感覚に対して「(手首を)回した」もし

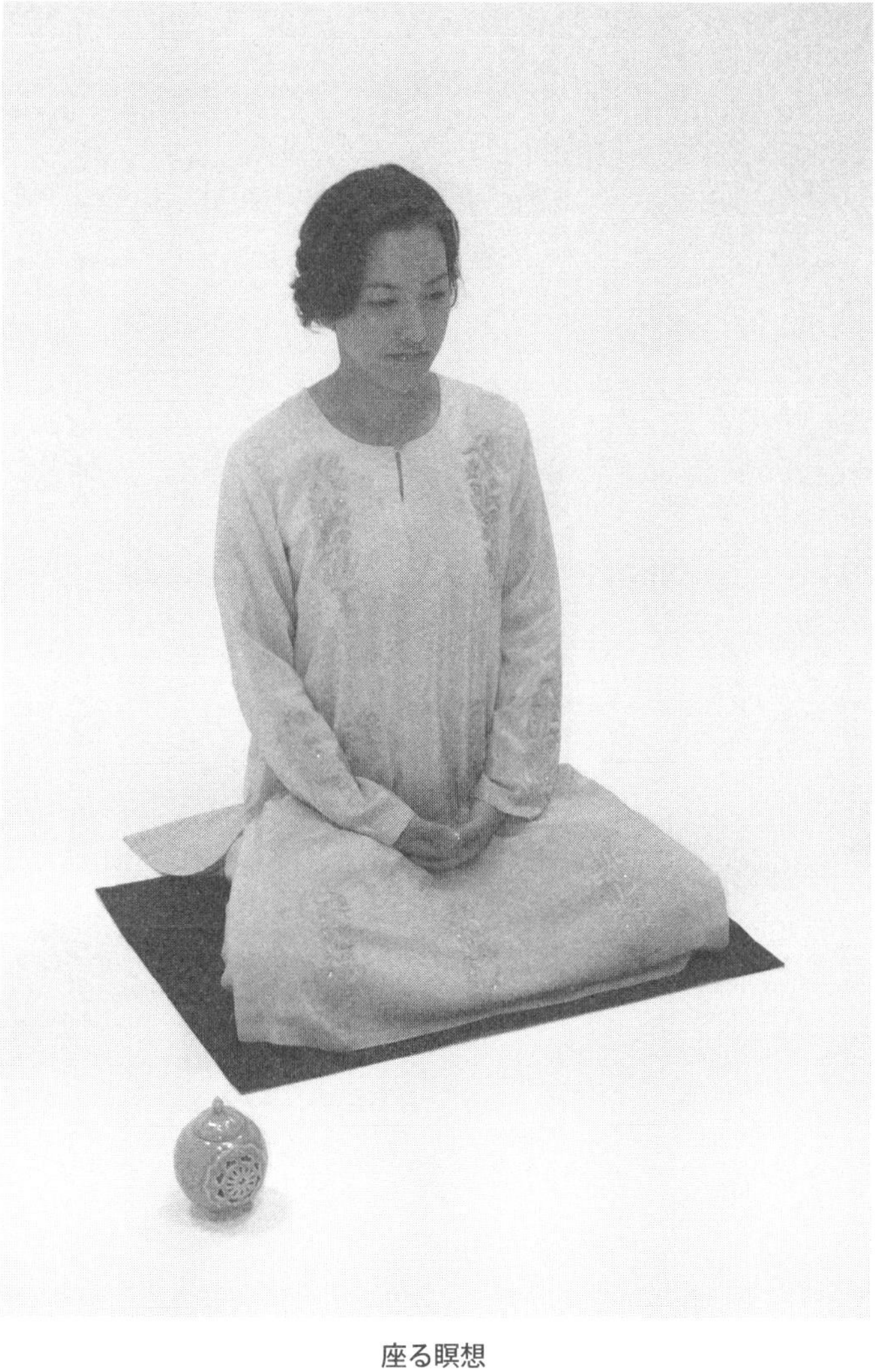

座る瞑想

くは「回った」とラベリングします。

次に、手を、お腹に近づけます。「引いた」もしくは「近づけた」とラベリングします。

手がお腹に当てられていく感触を感じて、「触れた」とラベリングします。

温かさや柔らかさが意識されたら「温かさ」「柔らかさ」とラベリングします。

掌を当てれば、たとえ微弱であっても必ずお腹の動きが感じられます。「膨らみ」↓「縮み」↓「膨らみ」↓「縮み」とラベリングします。

いつまでも手の補助を利用するのはよくないので、一分か三〇秒ほどで手を離します。「離れた」「離した」とラベリングします。

次に、手をもどしていき、膝の上で止めます。手を伸ばし始めた瞬間から止まるまでのセンセーションの変化に対して「戻した」「伸ばした」とラベリングします。

手首を回すセンセーションを感じ終わってから「回した」とラベリングします。

手を膝の上に下ろします。膝に着く直前で止めて「下ろした」↓「触れた」とラベリングします。

これで、お腹の動きを掌で確認する全工程が終了しました。

お腹は確かに動いているし、どんな感覚なのかが確かめられたので、しばらく「膨らみ」「縮み」「盛り上がり」「凹み」……と中心対象の観察ができるでしょう。

もし、また感覚がわからなくなったら、同じことをくり返してください。あらゆる動作にサティを入れさえすれば、何度くり返しても問題ありません。

こうして、集中力が高まれば、お腹の微妙なセンセーションに注意が絞り込まれますので、手で確かめなくても、感覚がとらえられるようになります。

5 優勢と感じたほうに

歩く瞑想のときと同様に、なにかの音が耳についたり、思考やイメージが次々と心に去来してきたら、その現象にサティを入れます。

音が聞こえたら「音」もしくは「聞いた」。思考やイメージが浮かんだら「考えた」「雑念」「妄想」「イメージ」などとラベリングします。

チラチラと妄想が浮かんでいたり、エアコンの音が微かに聞こえていても、お腹の感覚がしっかり取れていれば、ラベリングはしないで無視してかまいません。座る瞑想の場合も、「50：50の法則」（優勢の法則）を適用します。妄想や音の印象が腹部感覚よりも強く感じられたら、そちらのほうにラベリングをします。「膨らみ」「縮み」と物音や雑念などのどちらが優勢なのか迷った場合には、「膨らみ」「縮み」を続行してください。いつでも、どの瞬間にも、優勢な現象にサティを入れる原則は、次のステージに進んだときに重要なので、正しく練習していきましょう。

6　外れたら、中心にもどす

現在の瞬間、経験していることにサティを入れるのが、ヴィパッサナー瞑想の原則です。

座る瞑想の場合は、常に腹部感覚が中心対象です。中心外の音や思考にサティを入れた直後には、必ずいったん中心にもどります。

「膨らみ」「縮み」「膨らみ」→ゴホン！→「聞いた」→「膨らみ」「縮み」→咳をしている人のイメージ→「妄像」「イメージ」→「膨らみ」「縮み」……。

いったんお腹の中心対象にもどるというのは、お腹のセンセーションに注意を向け、感覚を感じようとすることです。「膨らみ」→「縮み」→とラベリングするや否や、また音や妄想に意識が飛んだら、同じようにいったんラベリングして、すぐに中心対象の腹部感覚にもどります。

中心対象と外部知覚がピンポンのように往復することになっても構いません。中心対象にもどさないで、「音」→「イメージ」→「連想」→「思考」→「思考」→「イメージ」→「妄想」→「音」→「連想」……というように、サティは入っているが、中心対象にもどさないのはよくないということです。

後で説明する日常生活のサティの場合には、中心対象を定めずに、意識に触れたものはどんなにランダムでもそのままサティを入れ続けてかまいません。

しかし今は、中心対象を定めて、集中力を養いつつ法の確認を目的にサティの瞑想をしている情況なので、セオリー通りに行ないます。

いったん中心にもどすのは、集中力を養う意味もあります。外れても外れても、一点に心を振り向けていく訓練です。集中が高まるにつれ、センセーションのとらえ方がよくなっていきます。微細な腹部の動きや感覚まで感じ取れるようになるでしょう。繊細で微妙なセンセーションを感じ取ることができる、ということは、心がそれだけ鋭くなってきている証しです。そうなれば、ふだんなら見落としてしまうような一瞬の心の動きまで正確にとらえられるようになります。

こうして自分の心の汚れた想念に気づいて、あるがままに認め、正しく認知して見送っていくのが、ヴィパッサナー瞑想です。

煩悩に気づいて、捨てていくので、心の清浄道《しょうじょうどう》になるのです。

7 理想の追求ではない

「膨らみ」「縮み」や「盛り上がり」「凹み」が最も理想的な感じ方であり、お手本として目指すべきだと考えるのは正しくありません。これらは一例に過ぎず、その他にもさまざまな感じ方があります。

たとえば、「膨らみ」とラベリングするとお腹や風船などのイメージが浮かんでしまうようでしたら、「膨らむ感覚」とラベリングしてみてください。同様に「縮む感覚」あるいは「縮み感覚」と。

「感覚」という言葉を使っただけで、急に注意がセンセーションに向けられるようになったという方も少なくありません。

また、お腹の動きを「うねり」と感じる場合もあるし、微細なバイブレーション感覚を感じる場合もあります。熱感を感じることも、腸管の中を食物が移動する感じもあるでしょう。

自分が感じた通りに、ありのままに気づくのがヴィパッサナー瞑想です。

「膨らみ」「縮み」の感覚がわからない、自分にはできない、と理想の型や模範を追い求める発想ではなく、いま、自分のお腹で感じたものをラベリングすればよいのです。

理想の追求にこだわると、うまくいけば得意になり、できなければ落ち込んだり劣等感にさいなまれたりして、ドゥッカ（苦）が発生しやすいのです。

事実をあるがままに承認し、受け容れていくことができると、優劣や勝ち負け、美醜や貧富や強弱にとらわれず、自分に与えられたものに満足し、悠々と自由に生きていくことができるでしょう。

セオリー通り、一瞬一瞬、サティを入れていくことが、その訓練になっているのです。

8 かゆくなったら……

座る瞑想の最中に、頭や頬などがかゆくなることがよくあります。

微かなかゆみは無視しますが、はっきり感じられるかゆみが出てきたときに、反射的に掻かないでください。ひとまず「かゆみ」とラベリングを入れて、中心対象の腹部感覚に意識をもどします。

「かゆみ」→「膨らみ」→「縮み」→「かゆみ」→「膨らみ」→「かゆみ」……と、他人事のように観察していると、案外、どうということもなくかゆみが収まっていくものです。

いま、自分の身に起きていることを、落ち着いてよく観察するならば、たいていの物事は自然に変化し、ひとりでに消えていくものばかりです。あわてることはないのです。そして、かゆみも人生の出来事も、同じことなのです。

私たちは「かゆい！」と思った瞬間、「大変だ。私はかゆいのだ。掻かなくっちゃ……」と、一瞬にして、認識するよりも早く反応行動を取ってしまいがちです。これが問題です。

まず落ち着いて、いま、自分の身に何が起きているのか、何を経験しているのか、よく確かめるべきです。たかがかゆみぐらいで大したことにはなりません。しかるに私たちは、よく見もしないで瞬間的に即断し、それに対して過去の習慣的なクセで反応していないでしょうか……。

すぐに怒る人、心配する人、嫌悪感を持つ人……。何であれ、ひとたび反応行動を起こせば、セットされている反応パターンは自動展開で行くところまで行ってしまうものです。よく見なければ、早とちりが起きます。「あ！」と思った瞬間、盲目的な反射行動を取ってしまい、問題を発生させてしまうのです。

どんな出来事も、落ちついてよく見れば、自然に正しい対処の仕方ができるものです。

あらゆる現象に気づきを入れていくサティの訓練は、盲目的かつ反射的なドタバタ人生を、落ち着いた思慮深い生き方にシフトさせてくれるでしょう。

とは言うものの、たとえラベリングをくり返しても、それだけの原因があれば、消えないものは消えません。

かゆみが収まらないときは、落ちついてサティを入れながら掻きます。右手で掻くとしましょう。まず右腕に意識を向け、右腕が上がる感覚を感じて「上がった」とラベリングします。さらに、手をかゆいところに近づけ、その感覚を感じて「(手が)動いた」あるいは「(手を)引いた」。指がかゆいところに触れた瞬間の感覚を感じて「触れた」。掻きながら「掻く」または「掻いた」。これも厳密には、往復する手指のセンセーションなのか、掻かれている局部の側のセンセーションなのか、感じ分けて確認できれば結構です。

次に、もし心の動きに気づいたなら「(もうよい)」と思った」。かゆかったところから手を離し、「離れた」または「離した」。腕を下ろしていく感覚を感じて「下ろした」とラベリングしていきます。

ゆっくり腕が下りきるまでに時間があります。その間「下りる」「下りる」もしくは「下りた」「下りた」「下りた」と感じるたびにラベリングを連呼したくなるかもしれませんが、ラベリングは一回でかまいません。たとえ内語であってもラベリングの言葉が意識されている瞬間には、センセーションを感じることができないからです。


事実そのものの世界と思考や概念の世界とを仕分けるのは、ヴィパッサナー瞑想の重要な仕事です。これを「法の確認のサティ」と言います。この時には、一瞬一瞬感じられるセンセーションに集中し、思考やイメージが混入しないように細心の注意を払います。

当然、ラベリングという言葉確認の仕事には、あまりエネルギーを使わないようにするのが原則です。

9　おさらい

①自分に合った座法で座ります。
②自然に呼吸をして、お腹の感覚を感じます。
③お腹の膨らむ感覚を感じて、「膨らみ」などとラベリングを入れます。
④お腹の縮む感覚を感じて「縮み」などとラベリングを入れます。
⑤中心対象外の音や思考などにサティを入れた後には、いったん中心対象にもどります。
⑥③と④をくり返します。

これで座る瞑想の説明を終ります。

第5章

立つ瞑想

1　狭くても、直立すれば瞑想……

人の心は常に、過去か未来に飛び回り、現在の瞬間に止まることがありません。膨大な妄想が頭に充満しているので、物事の真実相が正しく見えないのです。その無明の状態で次々と盲目的に反応しては、ドゥッカ（苦）の原因を自分自身で作り、苦しい人生にしています。

妄想を止めなければ、ドゥッカ（苦）を発生させ続けるシステムから解放されないのです。

「……どういうふうに妄想を止めるのですか」

その解答の一つが、身随観なのです。

手も足もお腹も、身体のどこが動いてもセンセーション（身体実感）が発生します。

その実感にすべての注意を注ぐことができれば、妄想が完全に止まった「法」の世界が確かめられるでしょう。

歩く瞑想では、一歩一歩足が動くときに発生するセンセーションを観察していきました。

歩行を止め、立ち止まると、太腿、膝、脚、足裏などで、立った状態の身体感覚が感じられます。そのセンセーションが一瞬一瞬変化していくのを感じて、確認していけば、立つ瞑想ができます。

身体の動きから発生するセンセーションは妄想ではなく、今この瞬間の世界を保証しているのです。現在の瞬間をとらえ続けていく限り、妄想が原因となって次から次へと生まれてくる人生の苦しみを寄せつけません。

立ち止まり、立っている状態の身体感覚を感じる状況は、いたるところにあります。バス停に立ち、プラットフォームに立ち、コンビニのレジの前で列を待ちながら、台所の前でもトイレの前でも、「ちょっとお待ちください」と言われたしばしの時間も……、さまざまな状況で立つ瞑想ができます。

座る瞑想から立つ瞑想へとシフトすることも多々あります。日常生活の中でも応用が利きます。

身随観の一つとして、マスターしましょう。

2　立つ瞑想のやり方

立つ瞑想の中心対象は、どこに定めるのでしょうか。

全身の感覚で立っている身体実感を取り、「立っている」とラベリングしていく方法もありますが、ちょっと大ざっぱです。全身で感じるということは、体のさまざまな部位で感じたセンセーションを瞬間的に統合しているからです。中心対象を一点に絞ったやり方のほうが厳密なので、こちらでいきましょう。

太腿や膝、脚、足のどこに中心対象を定めてもよいのですが、立ち止まって動きが止まった状態では、一定時間が経過すると足裏の感覚が強まってくるので、足裏を中心対象にして立つ瞑想をやります。

①足を肩幅に開いて立ちます。

②中心対象が二つあるのはよくないので、左右どちらかの足裏を選んでください。一点集中をかけるには、一つの対象に絞ったほうがよいのです。

また、注意を一点に絞り、時間の流れに沿ってセンセーションの変化を観察していくと、存在の無常性の方向に洞察の眼が開かれていくでしょう。

③右足に決めたとします。

足裏全体では面積が広すぎますので、体重を一番強く感じる一点、つま先か踵《かかと》を選んでください。

④踵だとしますと、踵の足裏のセンセーションが変化していく様子を観察していきます。

踵が畳や絨毯《じゅうたん》に接地している感覚を感じて、「触れている」「接触」とラベリングします。実感することとラベリングの比率は九対一です。
⑤接触感よりも圧迫感が強まってきたら、「圧迫」「圧」とラベリングします。
⑥圧迫感は時間とともに微妙に変化していきますので、「ピリピリ」「ジンジン」などとラベリングしてもよいし、適当な言葉が見つからなければ、「感じている」「感覚」でもかまいません。センセーションを厳密に言語化するのは難しいので、言葉選びにあまり神経質になることはありません。
ここでは、サティの基本がレッスンできれば充分です。

ちなみに、心の状態を観察する「心随観」の瞑想に進むと、厳密なラベリングが必要になります。
⑦踵のセンセーションの変化を感じながら、それよりも強い優勢な現象が意識に触れてきたなら、優勢の法則に従ってラベリングを入れます。
踵の骨のイメージが浮かんできたら、「イメージ」「妄想」「雑念」等のラベリングを貼って中心対象の踵の感覚にもどります。

音が聞こえても、身体の他の部位にセンセーションを感じても、同様にラベリングして、中心対象にもどるのをくり返します。

歩いているか立ち止まっているかの違いだけで、基本的な瞑想のやり方は、歩く瞑想や座る瞑想と同じです。

⑧長時間、立つ瞑想をするときには、壁際に立ち、後ろ手に組んで壁を支えにするとよいでしょう。

特に眼を閉じると、どうしても体がフラつき、そのつど体重が移動して、中心対象が左右交互に替わってしまいます。

拳でも親指や人差し指でもかまいませんので、軽く壁に触れ、その感覚には注意を向けず、足裏に集中します。

体のセンセーションが感じられなければ、身随観から脱線します。

誰にとっても、センセーションを実感しやすいのが歩く瞑想です。

ダイナミックに感覚が推移していくのが分かりやすく、サティの基本レッスンを学ぶのに最適です。

しかし、お腹の感覚は微弱であっても、シーンと静まり返った時の座る瞑想は、集中が深くなり、高度なヴィパッサナー瞑想に展開していくことが多いものです。

立つ瞑想は、この歩く瞑想と座る瞑想の中間に位置づけられるでしょう。立つ瞑想に集中した後、番外編の超スローの歩く瞑想を試みると、とても深く歩く瞑想ができるという方も少なくありません。

チャレンジしてみてください。

第6章 日常生活のサティ

1 顕微鏡モードから肉眼モードへ

事実と考えごとがゴッチャになった混乱状態を無明《むみょう》と言います。

無明の状態から煩悩が生まれて、私たちの人生は苦しいものになっていきます。

人生の苦しみをなくすためには、純粋な事実だけを正しく観る訓練が必要となり、この仕事を「法の確認のサティ」と言います。

センセーションに集中し、余韻までしっかり感じてラベリングする技法がうまくいくと、思考がまったく入らない法の世界を確認することができます。

しかし、超精密なこのやり方は、おおざっぱな日常生活でのサティにはふさわしくありません。

そこで、サティの入れ方を、精密モードから日常モードに切り換えます。

「法の確認のサティ」から「自覚のサティ」へのシフトです。

「自覚のサティ」とは、細部にこだわらず「いま、自分は何をしているか」に気づくことです。

虫メガネで拡大するような精密なサティではなく、おおざっぱなサティでも自覚できてさえいればOKとする瞑想です。

急いで歩くときは、「右」「左」のラベリングすらもどかしいので、「歩いている」で結構です。体のセンセーションは感じなくてかまいません。

「（カップに手を）伸ばす」「取る」「引く」「飲む」……と、動作に合わせて現在形のラベリングができれば上出来です。

いま、自分が何をしているのか自覚できてさえいれば、「自覚のサティ」の目的は達せられています。

「自覚のサティ」は、日常生活のどのような場面でも行なえます。

いま、自分が何をしているのか、気づく心が生じさえすれば、その瞬間サティがあったと考えてよいのです。

しかし、サティよりも大事なものがあれば、そこでサティは入らなくなります。

相手の話の内容に集中したり、自分の考えを説明するような場面では、まずサティは入りません。仕事でも日常生活でも、何か目的のある行為をしているときには、サティができなくて当たり前と思ってください。

2　テーマを絞り、期間限定

それでも、一点豪華主義にすると、比較的サティが入りやすいでしょう。

ある一定の時間帯だけは必ずサティを入れよう、と決めると、かなりできるものです。

たとえば、朝、目覚めてから身支度をととのえ家を出るまで、あるいは自宅を出てから会社や学校に着くまでの通勤や通学の時間だけ、あるいはもっと時間を短くして、席を離れトイレを済ませて戻ってくるまで、掃除機をかけ終るまで、コンビニに行って帰るまで……等々、サティを入れようとがんばる時間を限定するのです。

日常生活のすべてにサティを入れるのは不可能ですが、期間限定ならなんとかやれるものです。

時間帯よりも、一定の事柄に対しては必ずサティを入れるという課題を設定するのもよいでしょう。

キッチンでの洗い物、玉ネギやキャベツの千切りを作る間、伝票めくり、包装作業……などなど、単純な作業のくり返しや流れ作業、ルーティン・ワーク（習慣化された常同行動）には比較的サティが入れやすいものです。

もう一つ、テーマを絞ってサティを入れると、やりやすくなる傾向があります。

怒りを感じたときだけは必ずサティを入れる。嫉妬や高慢やケチなど、標的を定めて、それに対してだけは見逃さずにラベリングする……。

心がきっぱり決意して決めると、普段はまったく入らないサティが、不思議にそのときだけは入るようになるものです。

絶対に「悪口を言わない」「嘘をつかない」「悪い誘いには、ノーと言う」……などと決意すると、潜在意識に刻み込まれた命令が瞬間的に浮上して、サティが入り、課題をクリアーできるようになっていきます。

3　ポイントのまとめ

日常生活中心の「自覚のサティ」のポイントをまとめてみましょう。

①中心対象は定めません。
日常生活では、目的のある行為をやり遂げることが、瞑想よりも優先されてしかるべきです。センセーションなどの一点に集中し過ぎると、肝心の目的に支障をきたすし、危険回避もできなくなります。

②心に触れたものは何でも、どのような順番でサティを入れてもかまいません。

中心対象はなし、と考えてください。そのとき心に優勢に触れたものにサティを入れるという原則だけです。

たとえば、車の運転中なら、「感覚（ハンドルを握っている）」↓「音」↓「（信号を）見た」↓「（反対方向を）見ている」↓「考えた」↓「（ま、いいか）と思った」↓「音」↓「音」↓「連想」↓「音（クラクションの）」↓「（サイドミラーを）見た」↓「（ブレーキを軽く）踏んだ」↓「音」↓「（横を）見た」……。

③動作と重なった現在形のラベリングで結構です。

台所で料理中なら、「切っている」↓「切っている」↓「音」↓「伸ばす」↓「開ける」↓「見ている」↓「思考」↓「連想」↓「掴む」↓「取る」↓「かき回す」↓「味見する」……。

④感覚が取れなくてもかまいません。

努力してセンセーションに注意を向ける必要はないということです。

ラベリングの言葉だけが連発される状態になりますが、「自覚のサティ」では、ラジオの実況中継のようにラベリングが多くなってもよいのです。

⑤一点豪華主義でいく。

＊時間帯を限定する。
＊一定の事柄に特化する。
＊テーマを絞る。

⑥職場などで感情が激しく乱れたり、自分をコントロールできないような由々しい事態になったら、とりあえず頭を冷却させるためにその場を離れ、トイレに入って三分間ぐらい瞑想するようにしましょう。
冷静さを取りもどせば、最善の対応ができるでしょう。

心が静まりさえすれば、サティの瞑想でもよいし、慈悲《じひ》の瞑想（「あとがき」ならびに二一一ページ参照）でもかまいません。


おおざっぱでも、いま、何をしているのかわかってさえいればよいのです。

どんな粗っぽい自覚でも、あるのとないのとでは決定的に違います。

その瞬間、瞬間の自分の心や行為にマインドフルでありさえすれば、落ちついた冷静な判断がくだせる可能性が高まり、煩悩から守られるのです。

たとえ一〇分間でも毎日、厳密な「法の確認のサティ」をレッスンするのも、気づきの心を養うためなのです。

仕事や生活や人生の現場で「自覚のサティ」が入り、気づきの分量が増えれば増えるほど、ドゥッカ（苦）の分量が減少するでしょう。

第7章

瞑想Q&A

1 眠気を敵視しない

【Q】眠気があるときには、どう対処すればよいでしょうか。

【A】「眠気」は、その時点で生起している、明確な現象です。したがって「眠気」あるいは「惛沈睡眠《こんじんすいみん》」と、きっちりサティを入れていきます。

ところがこれはとても難しい仕事です。眠い状態でサティを鋭く入れろと要求されているわけですから。

しかし「いま眠気に襲われている」「これが眠気なのだ」と、そのときの状態がそのまま客観視されてサティが入ると、眠気がストンと瞬時にして終ることを多くの人が経験しています。

とは言うものの、なかなか対象化できず、眠気に巻き込まれてしまうものです。それは、心の底では眠気を楽しんでいたり、あるいはひどく嫌って憎んでいたり、だいたいどちらかです。つかんでいるわけです。

その場合には「貪《むさぼ》り」とサティを入れる。あるいは眠い状態に苛立っているなら「イライラしている」と入れる。うまく対象化できれば、スーッと消えてしまうこともあり得るのです。

眠気を容認したり歓迎する気持ちはなくても、眠気がくるときにはくるものです。そのときはそのときで仕方がないので、事実を正直に認めましょう。決してよいことではないですが、どうしても眠くなったら寝てもいいや、と受け容れる心でサティを入れたら、すぐに眠気が消えていった、と報告する人も多いのです。

これは、眠気のぬくぬく感を巧妙に貪る人には効果がないかもしれませんが、眠気を嫌って敵視する人にはちょうどバランスが取れて「あるがままに」客観視する状態になったからだと説明できるでしょう。

2 眠気は煩悩？

【Q】座る瞑想をしていて、ほわんと気持ちがよく、いい気持ちだなぁと思っているうちに、気がついたときにはもう眠っていて……。どうラベリングしてよいのかもわかりませんでした。

【A】それなら「快感」「心地よさ」あるいは「(眠気を)楽しんでいる」と、その時の状態を正確に観るのです。眠気をよしとしている心に「無知」とサティを入れてバーンと終わった人もいます。

よく気をつけてほしいのですが、「膨らみ・縮み」とサティが連続的に入っているときに突然、眠気が始まるということはないのです。

眠気が発生してくる直前には必ず、なにかフワフワと妄想しているはずです。その取りとめもない思考やイメージにサティが入らず、なんとなくボーっとしているうちに、いつのまにか眠くなっている、というパターンが多いのです。

したがって、眠気が始まる直前の妄想に気づいてやるぞ、と決意して、注意深く観察する感じでいると、眠気そのものが発生してこなくなるでしょう。発生する直前にサティのクサビが打ち込まれてしまうからです。

サティは、気づく心ですから、本来的に目覚めた意識状態なのです。サティが入れば、眠気の状態は破壊されます。

テーラワーダ仏教では、「惛沈睡眠」というのは不善心所《ふぜんしんじょ》に分類される煩悩なのです。ボーッと眠くなってきたときの心は、物事の本質がよく見えない無明の状態に酷似しています。

眠気は煩悩なのか！　とショックを受けるのもよいことです。それで惛沈睡眠を容認しない、という基本的な態度がしっかり腹に入りますと、眠気そのものの発生件数が少なくなるかもしれません。

3　勘ちがいから眠くなる……

睡眠不足でもないのに眠くなるのは、心がたるんでいるからと言われても仕方がありません。

つまらなければ、人は眠気に逃げ込む基本傾向があります。講義や学校の授業、会議、まだるっこしい説明、何であれ、つまらなければ眠くなるのは自然です。

瞑想中に眠気が発生するのは、中心対象の感覚がボケていて、なんだかよく感じられないといった場合が多いようです。

主要な仕事がよくわからなければ、つまらなくなるのは当然です。

なぜ、中心対象のお腹の感覚が感じられないのか。

センセーションのとらえ方には個人差があるので一概には言えませんが、勘違いしていて、中心対象がわからないと錯覚している場合があります。

いちばん多いのは、「膨らみ・縮み」の理想的な感覚を想定し、探し求めているケースです。「こんなものじゃないだろう。もっと理想的な中心対象の感覚がいつか自分にも分かるはずだ……」。この態度は、あるがままに観ていくヴィパッサナー瞑想の基本精神から外れています。

いま、自分の身と心が何を経験しているか。たとえその内容がなんであれ、一瞬一瞬いま感じたことを確認していくのがこの瞑想です。

「膨らみ・縮み」という感じがまったくしないのなら、経験していないのだから、それは確認しようがないのです。

いま存在していない、あるべき理想の姿を追求していくのは見当違いです。いまの自分に感じられるのは、お腹がピリピリしている感じや、ジンジンしていたり、うねっていたり、熱感やバイブレーション感覚かもしれません。

もしそうなら、「ピリピリ」「ジンジン」「うねり」「熱感」「振動」などのラベリングを貼っていけばよいのです。

臍下丹田《せいかたんでん》と決める必要もありません。むしろ、みぞおちの方がよく感じるという人が多いようです。

いま、自分の身体に起きている事実を確認してください。ヴィパッサナー瞑想では、事実と事実ではないものの識別が重要です。

いまの事実、いまの感覚に気づけばよいのです。どなたも腹部になんらかの感覚が感じられるはずです。腹の筋肉だけではなく、腸管の内部を物が移動していく感覚かもしれません。なんでもよいのです。事実、起きていることなら。

これで、座る瞑想中に仕事がなくなって眠くなる、というケースは少なくなるでしょう。

4　舟こぎ状態を続けない

……しかしそれでも、どうしても眠気に負けてしまう場合もあります。そのときは、立つ瞑想や歩く瞑想に切り替えた方がよいでしょう。舟こぎ状態のままサティが回復しない場合には、それ以上続けると逆にサティの水準が下降線をたどり始めます。サティが壊れてしまわないうちに、歩く瞑想などに替えた方がよいのです。

サティの心が生まれてくる原因は、いま、サティが入った既成事実です。一つサティが入れば、また次にサティが続くのです。

逆に、いまサティが入らなければ、次の心にもサティが生まれづらいでしょう。だから、サティのない居眠り状態を長々と続けない方がよいのです。

座る瞑想がダメなら、歩いてもよし、立ってもよし。サティを切らさないで、持続させることが非常に重要です。

ヴィパッサナー瞑想特有の「瞬間定《しゅんかんじょう》」というサマーディは、サティの持続性から生まれてくる場合が多いです。

結論としては、まず眠気そのものにサティを入れるのが一番です。

早々と白旗を上げないで、眠気そのものをサティで克服する努力をします。

たとえ舟こぎ状態になっても「眠気」などのラベリングを入れているなら、修行は続いていると考えてよいでしょう。

しかし、どうしてもダメなら、それ以上負け戦を続けず、歩く瞑想や立つ瞑想に切り替えるということです。

5　眠気を取り除く方法

【Q】具体的な眠気対策をもう少し教えてください。

【A】そもそも眠くなるというのは、心の働きが全体に不活発になり、どんよりと煮こごりのように滞っていき、最後に睡眠と同じ意識状態にまで落ちていくということです。

その対策として、どんな方法でもよいから心の働きをイキイキと賦活させ、元気に力強く活動できる状態に目覚めさせればよいのです。

いろいろな方法があります。

＊心をキビキビ……

まず、眼を閉じて座る瞑想をしているうちに、ウトウトしてきた場合には、眼を開くのもよいでしょう。

まぶたの筋肉が動いて、開いていくセンセーションを感じて「（眼を）開けた」あるいはマバタキをして「まばたき」とサティを入れてもかまいません。

センセーションよりも、眼に映ったものの方が重視されているなら「見た」と眼識にサティを入れます。

音をわざと意識的に聞いて「音」「聞いた」とサティを入れるのもよいし、体のあちこちのセンセーションを感じて「感覚」「感じる」等のラベリングをするのも効果的です。

目的は心を目覚めさせることですから、キビキビとなるべく多くのものにサティを入れて「サティ」→「サティ」→「サティ」→……とサティの連続状態を作るのです。

＊痛くする？

【Q】耳を引っ張ったり、太腿をツネるのはどうでしょうか。

【A】自分の体の一部をツネってみて、その痛みの感覚にサティを入れるのもよいでしょうが、眠気は心の問題なのです。

心が眠気になだれ込んでしまう本当の原因が特定されず、自覚化もされずに、ただ身体感覚にばかり注目し集中しても、問題が隠蔽されたままでは解決しないでしょう。

昔から、膝に錐を立てて睡魔と戦いながら坐禅に励んだ、などという話が伝えられていますが、痛み感覚が眼を覚まさせたのではなく、怠け心が自覚されたり、決意と精進の心がうまく起動してきたり、心的状態が変化するので眠気が消えるのです。

いくら痛くても心が変らなければ、眠気プラス痛み、あるいは、「眠気プラス痛み」に対する嫌悪になるだけで、眠気は続行するかもしれません。

むしろ、錐を立てたり、ツネったりしたくなるほど眠気を嫌悪しているのだ、という心の現状や実態に気づく方がヴィパッサナー的であり、効果もあるだろうと、私の立場からは考えたいのです。

しかし結果的に、目覚めた状態の心が登場してくるなら、まあよいでしょう。

＊まばゆい光で、強い集中をかける

眠くなるのは心がトロリと停滞してきているわけですから、精進のエネルギーを強めて、強い集中をかけると眠気が吹き飛ぶのも確かです。

睡魔に負けて眠りこけてしまうよりは、努力して打ち払った方がよいだろうということです。

意識的に現象をコントロールするのは、ヴィパッサナー瞑想の本道から外れますが、この場合、サティのある無しを判断基準にしています。

サティがゼロになってしまえば、それが最悪です。

サティがありさえすれば、正しい清浄道に復帰していける可能性があります。

だから短時間、サマタ（一点集中型）瞑想の精進と集中の要素を活用して、眠気モードから脱出し、サティを取りもどすのもよいでしょう。

サマタ瞑想の対象には何を選んでもよいのですが、明るい光や輝くものを対象にすると、心が目覚めてくるというのは、伝統的によく知られています。

瞑想中に自然に光が見えてくる場合もありますが、ここでは意識がどんよりと濁っているわけですから、がんばって、輝く光のイメージを積極的に観想するのです。

外界に知覚対象が存在するわけではありませんが、脳の中では当然、視覚野の領域が使われます。

闇を破る光は、生命に対して睡眠モードを破り、意識を目覚めさせる働きを自動的にするものです。暗くなれば眠くなり、明るくなれば目覚める、というのは生命の基本的な反応の仕方です。

試してみてください。光のイメージを対象に、短い時間、サマタ瞑想をやってみるのです。

もちろん目覚めてきたら、ヴィパッサナー瞑想にもどります。

6　耳栓してもいいですか

【Q】家で修行しているとき、冷蔵庫のモーターなど、とくに不規則な音が気になります。そこで耳栓をつけてやるという工夫はどうでしょうか。

【A】あまりよくないです。なぜだかわかりますか。

ヴィパッサナーは、一切の現象をあるがままに見ていく瞑想です。したがって、そのとき自分に与えられた条件、環境がすべてなのです。

うるさい音がして気が散るから耳栓をしよう、臭いがするから鼻栓をしよう、いろいろ見えるからアイマスクをしよう、と感覚の門を閉ざせば、一応お腹に集中はしやすくなるでしょう。

サマタ瞑想のサマーディを作っていくときには、それでかまいません。しかしややもすると、多くの瞑想者が、集中を高めたい、サマーディを高めたいという一点に価値を置き過ぎてしまうきらいがあります。

そうすると今度は、うるさい音で集中が破られサマーディが高まらないと、「いやだ」「嫌う」という反応がどうしても起きてしまうのです。

私にもそういう時代がありました。

静かなところでは容易に瞑想ができ、サマーディにもすいすい入れるので、テレビの音や世俗的な音が入ってくるのは瞑想の妨害要因だ、と当時は受け止めていたわけです。

実はそうではなくて、集中が高まれば高まる、散乱するなら散乱する、どちらも自然にあるがままに起きた現象ならそれを確認しよう、というのがこの瞑想なのです。だから、実力阻止でテレビを消すというように、環境に働きかけて、こちらの都合のよいように変えていくやり方は、基本的にヴィパッサナー瞑想に合わないのです。

ですから私は、うるさかったらうるさいで結構、より高いレベルの修行ができるように要求されているのだと考えるようにしました。

つまり、静かなところでサマーディが作れるのは当たり前の話であって、むしろ、生活音のうるさい環境でもサマーディが作れるかどうかが問われているのだ、と発想を変えたわけです。

そうしたら全然気にならなくなりました。

テレビのコマーシャル・ソングに合わせて大声で歌う声が聞こえても、全然気にならずにサマーディが作れるようになりました。

いまから見れば、レベルの高いよい修行だったなと思います。


【Q】もう少しそこのところを詳しく説明してください。


【A】こういうことです。

たとえ劣悪な環境でも、それはあるがままに起きている事実なのだから仕方がないということなのです。

ヴィパッサナー瞑想は、環境を自分の都合のよいように変えて、幸せになろうという路線ではありません。

もちろん、法律に触れない範囲で、他人に迷惑をかけず、自分の気に入るように住みやすく環境を整え、快適に暮らしやすくしても何もまちがってはいません。誰にも迷惑がかからないわけですから。

ただ、ヴィパッサナー瞑想では、環境はそのまま「捨テオケ」なのです。いい環境だからといって執着も起こさず、悪い環境だからといって怒りや嫌悪も起こさず、ましてや気に入るように変えようともしないのです。

あるがまま、そのままで、心が静かでいられるかどうかの訓練、そう考えてほしいのです。

だから、音が聞こえたらそのまま「音」「お腹」「聞いた」「お腹」、あるいは音から連想が浮んだら「音」「連想」「音」「連想」「お腹」、またその状態をいやだと思えば「嫌悪」「イライラしている」と気づいていくわけです。

そして、「ああ、こんな心が出てくるのだ」とわかれば、自己理解が深まっていくわけです。

このようにして、申し分なく修行ができることになります。

シーンとした静かな場所の方がよいのか悪いのかは何とも言えません。心を随観するのには、劣悪な環境の方がよいくらいです。

7 どんな情況も肯定できるようになります

【Q】そういう訓練をしていくと、その結果どうなるのでしょうか。

【A】あるがままに気づく訓練を続けていくと、たとえ気に入らない不快な環境や人々の中にあっても、心はたいへん静かな状態で、あたかも気に入ったものばかりの中にいるのと同じ状態で生きられるようになっていきます。

どんな環境でも満足できるようになるという、これはヴィパッサナー瞑想の大きな成果でありメリットです。

心の成長の面から言うと、これは画期的なことです。

私たちは、普通の生活をしていれば好悪や快・不快に反応して、そこから発生してくる貪瞋痴《とんじんち》で苦しんでいるわけですが、そういう好き嫌いや快・不快に左右されなくなるのです。

煩悩がなくなるというのは、そういうことなのです。

それはたとえば、どんなにおいしいご馳走が出てきても無理なくほどほどに食べ、逆にものすごくマズイものが出てきても、腐っていない限りはありがたくいただくというように。

要するに、どちらでもよいのです。

こういう心境で生きられたら、これはやはり人格や心境のレベルが上がったということになりますね。

ただ、散乱しやすいタイプの人が定力《じょうりき》（精神を集中させる力）の訓練をするときには、それにふさわしい環境を整えることにも意味があります。集中の訓練には静かなほうがやりやすいし、それでまったく問題はありません。

けれども、私はここではあえて正論を言っておきたいのです。

ヴィパッサナー瞑想というものは、どんな現象に対しても無執着で、静かに、エゴのない慈しみのバイブレーションを発することができるような心を育てていく。よいものも悪いものも、ただ静かに微笑んで見ていられるような心境にしていこう、という修行なのです。

そうすると耳栓は必要なし、鼻栓も必要なし、アイマスクも必要なしということになります。

8　起きたことはすべて「法」と見る

【Q】歩く瞑想でよくよろけます。そのとき、軸足に力を入れて倒れないようにしますが、どうしても意識は軸足のほうにいきます。

そこでのラベリングはたんに「よろけた」でよいのでしょうか。


【A】それでよろしいです。

起きたことはすべて「よし」なのです。起きてしまったのですから。つまり、本当は丁寧に足の動きを見ていきたいところなのに、よろけてしまったわけです。

実はそれも「法」として起きているのです。無量無数の因縁《いんねんいんが》因果の結果なのです。たとえば筋肉痛があったかもしれない。チラッと妄想が出た瞬間、サティが入らず、バランスが崩れたのかもしれない。なにか原因があってその現象が起きたわけです。よろめいた結果、軸足の方が強く感じられたとすれば、それが今、優勢にはっきり起きた現象です。

具体的にどうするかと言うと、その軸足の踏ん張った感覚にサティを入れる。あるいはよろけたという現象に対してサティを入れる。あるいは一瞬「いけない。しまった」と心が反応したら、それにサティを入れればよいのです。

これで、ヴィパッサナー瞑想としては完璧なのです。

一瞬一瞬あるがままに法として起きた現象を、なんの加工もしないでそのまま正確に確認しましょう、という修行なのですから。

よろけるという現象は狙ってやったわけではありません。ただ起きたことです。

ですから「よろめいた」「(軸足の)踏んばり」「ハッとした」などと確認できれば、現在の瞬間に法として起きたことがあるがままに観察されているので、よいのです。

9　集中をかけつつ気づくのです

【Q】モンキー・マインドになっても、サティさえ入れていればよいのでしょうか。

刺激の強いところに心がかってに向いてしまうのと、受身でサティを入れることとの違いはどのようなものなのでしょうか。

【A】どんな現象でも受動的に気づいていくのは大事なポイントですが、しかし、なんの脈絡もないデタラメなサティの連発では、集中力も洞察力も深まらないでしょう。中心対象をお腹や足の感覚に定め、集中力を高めながら、同時に気づきの心も養うという理念で設計されているのがマハーシ・システムです。

しかし微妙な問題なのです。

サマタ的な強引さで、コンクリートで固めたようなガチガチの一点集中をかけてしまうと、「あるがまま」が見えなくなってしまいます。

逆に開放型にしすぎると、ランダムな意識の流れにただサティが伴うだけの散乱状態になりがちです。そのバランスをいかに取るか、なのです。

こうしたことから、「50：50の法則」が一応の目安として提示されているのです。

具体的にはこういうことです。

たとえば耳栓を使ってまで音をシャットアウトするのはダメですが、そうかと言って耳に注意を向け過ぎてしまうと、際限なく音が入ってきてしまいます。

眼も鼻も体の他の部位のセンセーションも、ある程度閉ざしておかないと、モンキー・マインドになってしまいます。

ですから耳の門、眼の門、鼻の門とオブラートでふさぐ程度にふさいだ方がよいのです。

オブラートだから強い刺激がぶつかれば破れて、その時はちゃんと情報が入ってくるというわけです。薄皮一枚で一応、感覚の門はふさいでおいて、中心対象に集中をかける。

これくらいのバランスです。

弱い刺激なら破られずに集中できるし、強い刺激に対しては即、サティが入るという状態です。

10 心の闇の部分から目をそらす

【Q】基本的には歩いているときは足、座っているときはお腹に意識を向けておいて、強い刺激があったらすかさずサティを入れてまたもどす、ということでよいのですか。

【A】そうです。原則としてなるべく中心対象に絞りますが、それもほどほどということなのです。

心というのは、実に巧妙なものです。

たとえば、何かから目をそむけたいときには、一点に集中をかけた方が都合がよいのです。自分の心の闇を見たくないために、お腹の膨らみ縮みや足の歩行感覚にのめり込んでいた人もいます。

センセーションの世界にグーッと没入すれば、それ以外のところに意識は向きません。見たくないものから目をそむけられるわけです。

しかし、現状をあるがままに見ることから目をそむけ、強引に一点に集中をかけてサマーディを起こそうとばかりしていれば、臭いものに一時的に蓋をかけるだけで、なにも根本的な解決にはなりません。

そういう場合には、私は、集中を破らせるようにインストラクションします。そうすると、集中できないので当然、妄想が多発します。

その結果、どうしても心の闇の部分にドミノが倒れていくので、それを直視せざるを得なくなります。自分の現状を、あるがままに、正確に理解し始めるのです。

こうして初めて、仏教的な正しい問題解決の方向が出てくるのです。すべてはあるがままに見ることから始まると言ってよいでしょう。

このように、集中をかけつつ中心外の強い情報に対しても目をそむけずにきちんと見ていく、そのバランスの微妙さがヴィパッサナー瞑想の難しさなのです。

さらに、中心対象が変わるという問題もあります。

痛みなら痛み、妄想なら妄想が明確に生じてくれれば、それにサティを入れざるを得ません。そのときはしばらく、中心対象がそちらに移ります。そのとき何が最も優勢な現象で、注意を絞るべきか、中心対象に帰るべきか、一瞬一瞬正しく対応していくのは容易ではありません。

11 中心対象は移ります

【Q】では、かゆみや痛みが出たときには、そちらを中心対象にしてよいのですか。

【A】よろしいです。

「優勢の法則」で判断してください。

たとえば、蚊に刺され、かゆみが強烈でどうしようもない場合、お腹の膨らみ縮みどころではないでしょう。はっきりした現象は当然中心対象にならざるを得ないのですから。

自然展開してきた優勢な現象を、あるがままに気づいていく。消えていくものは、消えたと観るし、消えないものは、どのように変化していくのかを、淡々と観察していくことに尽きるのです、この瞑想は。

12 子どもが瞑想の邪魔をする……

【Q】小さな子どもが三人いるのですが、別の部屋で瞑想するとき「これから瞑想するから部屋にこないように」と言い聞かせてもよいでしょうか。

また歩く瞑想をしているときに入ってきたら「あっちへ行ってなさい」というのはどうでしょうか。

【A】両方とも結構です。

子どもが「パパ」と背中を揺すったら、瞑想などとてもできないですよね。「あとで遊ぶから一五分だけパパに時間をちょうだい」あるいは「パパはいま、瞑想っていう大事なことをしているんだ。おまえも大きくなったら分かるから」と言って、きちんとその姿を見せておくのは大変よいことです。

遊びは遊び、瞑想は瞑想で、厳しく仕分けることが大事です。

瞑想が終ってから遊ばないで寝てしまうのは約束違反ですから、たとえわずかな時間でも後でしっかり遊んであげてください。

子どもの記憶の刷り込みの時期には、親がやっている行為は、基本的に「よいもの」として刷り込まれます。

お父さんが座る瞑想や歩く瞑想をして、世俗のバイブレーションとまったく違うことをしていれば、子どもはそれを敏感に感じて完全に刷り込まれるはずです。

そうすると、大きくなってから瞑想に抵抗を感じないばかりではなく、将来、苦しい情況に陥ったようなときに「ああ、昔お父さんが何かやっていたなあ」と必ず記憶が出てきます。

そしてきっと「瞑想に活路を見いだそう」というふうになるでしょうね。

瞑想というのは、最も崇高な仕事です。その尊い姿を子供に見せておくのは、最良の教育になります。

子どもが黙って見ている分には、まったく問題ないと思います。

13 心の構造改革です

【Q】毎日の修行時間がせいぜい二〇分ぐらいしか取れないのです。歯がゆくて残念なのですが、でもそこで落ち込んだり落胆したりせずに続けていこうと思っています。

【A】一日二〇分も修行できるのですか。すごく恵まれていますよ。何を基準にして、何と比較するかで、正反対の評価になります。「毎日二〇分できるなんて、羨ましい！」と言う方もたくさんいると思います。心のなかの判断基準しだいで、どんな現象も一変してしまうのです。

法としての現象はいつでもただあるがままなのです。現象の意味づけや価値判断は、人の心がかってにやるものです。「貴賤凡聖一如《きせんぼんせいいちによ》」と言いますが、よい・悪い、尊い・賤しい、優れている・劣っている、と心の中身しだいでさまざまな意味づけがなされ、喜怒哀楽の世界が現れてきます。

テーラワーダ仏教では、すべてが一つだという考え方はしませんが、法としての存在は、ただあるがままで、相対的な判断世界を超越しています。

その法としての現象を、一瞬一瞬サティの対象として気づいていくのです。ある立場から物事を見ていく、その見方をすべて取り払ってしまうのです。

心が変われば、いままで自分で自分の人生を苦しいものにしていたことがわかってくるでしょう。ドゥッカ（苦）を作り出す心のシステムから解放されてしまうのです。素晴らしいことになります。

私たちはいつも心で現象をつかんでいて、執着したり文句を言ったり、好き嫌いで反応しては苦を発生させてしまいます。全部自分の思いどおりに、気に入るようにしたい、という人は必ず他人とトラブルを起こすでしょう。

また人生には、どうにもならない、不可抗力の出来事が起きてしまうものです。そんな時には、ただ苦しいだけなのです。

そこにヴィパッサナー瞑想を組み込むことで、心のプログラムが書き替えられ、物の見方も発想も根本から心の構造改革がなされ、別次元の意識モードで生きていくことが可能になるのです。

思わしくない現象があってもまったく心が乱れない、ドゥッカ（苦）のない、最良の人生が展開していくでしょう。

起こるべくして起こる一切の現象を静かに受容しながら、自分の運命に悠々と従っていくということです。

「与えられたものをことごとく受け取っていくことが、最高の人生なのだ。誰にとっても、自分を磨いていくのに最もふさわしいものが与えられている。私は私に与えられたこの人生でやっていく……」と、ヴィパッサナー瞑想の目指している方向に分け入っていけば、人生に一大革命が起きるでしょう。

14 悟るのは、怖い？

【Q】瞑想の調子がよいときに限って、体の奥から恐怖感のようなものが立ち上がってくる感じがするのです。

それを観ていますと、どうも本当は悟りたくないと思っているような、そちらの世界に行きたいけど行くのが怖いっていう感覚があるようです。

いまそれが壁になっている感じです。

【A】そのまま瞑想が進むと、解脱してしまうのではないかという怖れですね。当然の反応と言ってよいでしょう。

離欲の究極を突き抜けなければならない原始仏教の解脱は、何かにしがみついていたい煩悩にとっては恐怖もいいところなのです。

難しい問題ですが、思考モードになっては意味がないので、修行現場に踏み止まって、怖れを感じたのなら「恐怖」「怖れ」「不安」とあるがままにその心を随観していけばよいのです。

さらに、その情動をひき起している根本が意識化されることで修行が深まります。自分は何に執着しているのか究明するぞ、と決意しておくと、自動的に注意が向くようになるでしょう。

私たちは、欲界の官能的な喜びにしがみついていて、捨てられないものがたくさんあるのです。これを捨てたら生きていけないというような何かをつかんでいて、その執着のエネルギーで輪廻をくり返しているのが生命なのです。

恐怖は明確な情動の反応ですから、いきなり出てくるわけではなく、必ずその前になんらかの思考やイメージが展開しています。それを白日のもとにさらすのです。

怖れの根本を意識化する作業とは、修行現場では、情動が立ち上がる直前のイメージや思考に気づくことです。

それは、目をそむけたい、見たくないものなのだ、と覚悟しておいた方がよいでしょう。

心は実に巧妙に、プライドを守りながらごまかそうとします。自分にはそんな執着などないのだ、と隠しておきたいのです。

しかし、ここがヴィパッサナー瞑想の正念場です。

無差別にサティを入れ続ける意志と、自分の中に存在しているものをありのままに認める潔さがあれば、何かが崩れていくでしょう。

中心対象からそれて、思考やイメージが浮上した瞬間、心に反応が起きているかどうか。その思考やイメージを浮かばせたものは何なのか……。

起きたことは全部認めながら、自分の本心を見届けていく決意があれば、心の奥底にうごめいているものの正体がサティの力で浮かび上がってくるでしょう。

握りしめていたものを手放す瞬間の恐怖にもサティを入れ続けていくと、手放すことができた瞬間に、恐怖が「解放」に一変するのが検証されるでしょう。

原始仏教は、執着していた諸々の渇愛を一つひとつ手放していく、引き算の世界なのです。

小さな執着やこだわりでも、完全に捨てることができたときには、解放感を感じるものです。執着の度合いが強いものほど手放す瞬間の恐怖も大きなものになりますが、恐怖が大きければ大きいほど、それに比例して解放も巨大なものになっていきます。

渇愛がドゥッカ（苦）の原因であり、渇愛を手放すことが苦の超克である、というブッダのダンマを瞑想修行の現場で検証していきましょう。

おわりに

このＤＶＤブックは、サティの瞑想をマスターすることを目的に作られました。サティの瞑想がうまくいく秘訣は、自己中心性を離れることです。自己中心的な立場に立つと、とたんにサティが入らなくなります。好き・嫌い、良い・悪い、大事だ・くだらない……と妄想や音の中身に反応してしまうからです。

エゴの立場を離れ、すべてのものを公平に観ていくと、淡々とサティが入るようになっていきます。

これとまったく同じ立場でなされるのが、慈悲《じひ》の瞑想です（一二一ページ参照）。平等に、差別をしないで、すべての生きとし生けるものに、優しい心を捧げていくのです。

多くの方が、サティの瞑想をした後に慈悲の瞑想をするとうまくいく、とおっしゃいます。

逆に、慈悲の瞑想を念入りに行なってからサティの瞑想を行なうと、やはり、とてもうまくいく、とおっしゃいます。

この二つの瞑想がうまくいくときには、「捨（ウペッカー）」と呼ばれる共通のファクターが働くからなのです。

サティの瞑想と慈悲の瞑想は互いに補完し合うものであり、また車の両輪のような関係にもなっています。

現実をありのままに観る訓練と、エゴのない優しい心を育てていく訓練が共に深まっていくことによって、心の清浄道《しょうじょうどう》が完成に向かっていきます。

その慈悲の瞑想については、本書では詳しく解説することができなかったので、機会がありましたら次の本のテーマにしたいと考えております。

本書の刊行は、春秋社編集部の鈴木龍太郎編集長、江坂祐輔氏のご尽力によるものです。心より感謝を申し上げます。また、プロデューサーの酒井力さん、映画監督の高木凡昇さん、ＤＶＤのシナリオを作成された盛美佐夫さんはじめ、諸々の役割を分担してＤＶＤを完成させてくださった「グリーンヒルＷｅｂ会」の皆さまのご協力がなければ、本書が生まれることはありませんでした。心より深くお礼を申し上げます。
多くの皆さまの力が結集して完成した本書が、ヴィパッサナー瞑想の実践に役立つことを願ってやみません。

二〇〇八年一〇月

著者

◎慈悲の瞑想のことば（声に出さず、心のなかで唱えましょう）

1

私が幸せでありますように
私の悩み苦しみがなくなりますように
私の願うことがかなえられますように
私に悟りの光があらわれますように

2

私の親しい人々が幸せでありますように
私の親しい人々の悩み苦しみがなくなりますように
私の親しい人々の願うことがかなえられますように
私の親しい人々に悟りの光があらわれますように

3

生きとし生けるものが幸せでありますように
生きとし生けるものの悩み苦しみがなくなりますように
生きとし生けるものの願うことがかなえられますように
生きとし生けるものに悟りの光があらわれますように

4

私がきらいな人々も幸せでありますように
私がきらいな人々の悩み苦しみがなくなりますように
私がきらいな人々も願うことがかなえられますように
私がきらいな人々にも悟りの光があらわれますように

5

私をきらっている人々も幸せでありますように
私をきらっている人々の悩み苦しみがなくなりますように
私をきらっている人々も願うことがかなえられますように
私をきらっている人々にも悟りの光があらわれますように

6

すべての衆生が幸せでありますように
すべての衆生が幸せでありますように
すべての衆生が幸せでありますように

DVD CONTENTS

第一章　ヴィパッサナー瞑想とは
第二章　ヴィパッサナー瞑想の種類
　▶サティを入れる
　▶ラベリング
第三章　歩く瞑想
　▶ステップ1
　▶ステップ2　～おさらい～
　▶ステップ3　～おさらい～
　▶ステップ4　～おさらい～
　▶中心対象外に心がとんだときのサティのやり方
　～おさらい～
第四章　座る瞑想
　▶座り方の説明
　▶腹部感覚
　▶心がとんだときのサティのやり方
第五章　立つ瞑想
第六章　日常生活のサティ

DVD制作協力

†

撮影監督
高木凡昇

†

出演
杉浦亜由美　永野　薫

†

ナレーター
伊藤秀樹　藤木美奈子

†

プロデューサー
酒井　力

†

ディレクター
盛美佐夫

†

撮影協力
松林希枝子　平野　綾
吉田晶子　本間友浩

地橋秀雄（ちはし・ひでお）
1948年生まれ。早稲田大学文学部卒。1978年より解脱涅槃を求めて修行生活に入る。滝行、断食、ヨーガ、大乗仏教諸宗、心霊科学、工学禅、他力全託、内観、クリシュナムルティ等の修行遍歴の末、原始仏典に基づくブッダのヴィパッサナー瞑想が解脱を完成する道であると理解する。以来、タイ、ミャンマー、スリランカ等で修行を重ねる。1995年以来、朝日カルチャーセンター等で本格的な瞑想指導を始める。
現在、グリーンヒル瞑想研究所所長。朝日カルチャーセンター講師（『ブッダの瞑想法とその理論』）。
著書に『ブッダの瞑想法　ヴィパッサナー瞑想の理論と実践』『人生の流れを変える　瞑想クイック・マニュアル』『CDブック　ブッダの瞑想法：瞬間のことば』（いずれも春秋社刊）、『ヴィパッサナー瞑想　実践レポートと解説』（共著：グリーンヒルWeb会出版）、『「心の疲れ」が消えていく瞑想のフシギな力。』（王様文庫、三笠書房）、「グリーンヒルWeb会ダンマトークCDシリーズ、DVDシリーズ」（デン峰出版）などがある。

●連絡先
グリーンヒルWeb会事務局
URL http://www.satisati.jp/
E-mail greenhill-meisou@satisati.jp
TEL. 080-6890-7181

DVDブック　実践 ブッダの瞑想法
――はじめてでもよく分かるヴィパッサナー瞑想入門

2008年10月27日　初版第1刷発行
2018年 3 月20日　　第9刷発行

著　者――地橋秀雄

発行者――澤畑吉和

発行所――株式会社　春秋社

〒101-0021　東京都千代田区外神田2-18-6
Tel　03-3255-9611
　　　03-3255-9614
振替　00180-6-24861
http://www.shunjusha.co.jp/

デザイン――HOLON

印刷製本――萩原印刷株式会社

定価はカバーに表示してあります。
ISBN 978-4-393-97042-3